Oskar Ludwig Schneider

Therapeutisches Yoga

Oskar Ludwig Schneider

Therapeutisches Yoga

Auch für Menschen
mit Behinderung

Mit über 120 Abbildungen zu den Übungen

Haag + Herchen

Foto auf der vorderen Umschlagseite: Oskar Ludwig Schneider
Fotos im Innenteil: Oskar Ludwig Schneider / Hanish Yogi

Bibliografische Information der Deutschen Nationalbibliothek
Die Deutsche Bibliothek verzeichnet diese Publikation in der Deutschen Nationalbibliografie; detaillierte bibliografische Angaben sind im Internet unter http://dnb.ddb.de abrufbar.

ISBN 978-3-89846-737-7

Satz und Layout: Oskar Ludwig Schneider
Herstellung: dp
Printed in Germany

Verlagsnummer 3737

Mein spezieller Dank gilt all denen, die mich auf diesen Weg gebracht haben und die mich ermutigt haben, diesen in dieser Form weiterzuentwickeln, weiterzugehen und weiterzugeben:

Prof. Sri N.V. Raghuram,

Dr. R. Nagarathna,

Dr. Vicas Rawat,

Dr. Christoph Garner, Bad Griesbach,

Dipl. Yoga Therapist Hanish Sankhla,

meinen guten Freunden in Indien

und allen, die mir mit Rat und Tat inspirierend zur Seite standen.

Oskar Ludwig Schneider
Bad Griesbach, Juni 2014

Inhaltsverzeichnis

Vorwort

Namaste,

I am glad to introduce this book to the German reading public on Yoga Therapy, which has been recognized all over the world now as an alternative system of treatment for various psycho-somatic diseases.

The author learnt the necessary techniques by spending some time in the Arogyadhama or the Health Center at Prashanti Kuteeram of Vivekananda Yoga Anusandhana Samsthana, near Bangalore in India, by getting familiar with the way the Therapy participants are treated by the therapists.

He has given detailed information about his interaction with the various therapists, belonging to various disciplines like Ayurveda, Physiotherapy etc.

He started feeling in himself various changes for the better, which gave him the necessary confidence to pursue the necessary practices.

After returning to Germany from his training in India, he had the satisfaction of helping several sufferers.

This brought him back to India several times to polish whatever he had learnt. Ultimately, this led him to the idea of writing this book, to place his experiences at the disposal of a larger public. He has eminently succeeded in his venture.

The book commences with the adventures gone through by the author before reaching Prashanti Kuteeram of Vivekananda Yoga Anusandhana Samsthana, his getting acclimatized with the ambience and the techniques he learnt as part of Yoga Therapy.

He has described the whole range of these techniques developed and taught at Prashanti in meticulous detail and in an authentic manner. The Publications Division of Prashanti has brought out a large number of books on each of these individual techniques, whose information has been consolidated and presented in this book.

As such, this book serves as an excellent entry point for further studies, and also can be used as a volume for ready reference.

I am very happy to introduce this book to the German Yoga practitioners and interested public. I have no doubt that it will help the spread of Yoga in Germany. I wish the author and his book all success.

Dr. Nagarathna

Namaste,
„Ich ehre in dir den göttlichen Geist" (=Namaste)

Ich freue mich, der deutschen Leserschaft dieses Buch über Yoga-Therapie vorstellen zu können. Inzwischen hat man weltweit immer stärker erkannt, dass Yoga-Therapie eine erfolgversprechende alternative Methode bei vielen psychosomatischen Erkrankungen sein kann.

Der Autor erlernte die notwendigen Techniken bei seinen zahlreichen Aufenthalten im Arogyadhama Gesundheitszentrum der Vivekananda Yoga Anusandhana Samsthana Universität in Prashanti Kuteeram, in der Nähe von Bangalore, Karnataka, Indien. Dort wurde er sehr vertraut mit den Therapiemethoden, mit denen die Teilnehmer dort behandelt werden.

Er beschreibt detailliert das interaktive, symbiotische Zusammenspiel der einzelnen Therapeuten in den verschiedenen Bereichen wie Ayurveda, Physiotherapie, Yoga-Therapie etc.

Nachdem er bei sich selbst viele positive Veränderungen wahrnehmen konnte, war er bestärkt die verschiedenen nötigen Techniken und Übungen weiter zu betreiben.

Nach seiner Rückkehr nach Deutschland fand er Erfüllung darin, dieses Wissen an andere Leidensgenossen erfolgreich weiter zu geben. So kam er anschließend immer wieder nach Indien, um das Erlernte aufzufrischen und zu verfeinern.

Letztendlich entstand dabei die Idee, dieses Buch zu verfassen, um seine Erfahrungen und das gesammelte Wissen einer größeren Öffentlichkeit zugänglich zu machen. Die Umsetzung dieses Vorhabens ist ihm in hohem Maße gelungen.

Das Buch beginnt mit der Schilderung der Erlebnisse bis zum Erreichen der Vivekananda Yoga Anusandhana Samsthana Universität in Prashanti Kuteeram und schildert im Weiteren, wie er sich langsam in dieser neuen, fremdartigen Welt einlebte und mehr und mehr die verschiedenen Techniken der Yoga-Therapie verinnerlichte.

Er beschreibt dabei die ganze Bandbreite dieser Techniken, die in Prashanti gelehrt und praktiziert werden, sorgfältig, detailliert und äußerst authentisch.

Die Publikationsabteilung in Prashanti hat eine große Zahl an Büchern zu diesen einzelnen, individuellen therapeutischen Techniken veröffentlicht. Der Inhalt dieser Veröffentlichungen wird hier konsolidiert in einem Buch zusammen gefasst. So kann dieses Buch als ausgezeichneter Einstieg für weitere Studien dienen - wie auch als Standardwerk und Referenz zu diesem Themenkreis.

Ich freue mich sehr, dieses Buch den Yoga-Praktizierenden und der interessierten Öffentlichkeit in Deutschland vorstellen zu können. Ich hege keinen Zweifel, dass dieses Buch helfen wird Yoga in Deutschland weiter zu verbreiten.

Ich wünsche dem Autor und seinem Buch viel Erfolg.

Dr. Nagarathna

I. Prolog

Zur Vita des Autors

Ich möchte eingangs ein paar Worte über meine Person verlieren und in knappen Worten erläutern, wie ich dazu kam dieses Buch zu verfassen.

Mein Name ist Oskar Ludwig (Ossi) Schneider. Ich wurde 1949 in Niederbayern geboren. Meine Kindheit und Jugend verbrachte ich in Nördlingen und später, ab der 12. Klasse Gymnasium in Oberstdorf, der Berge, des Schnees und des Skisportes wegen.
Abitur 1969 in Oberstdorf.
Studium der Volkswirtschaftslehre an der LMU München, Staatsexamen 1977.
Späterer Beruf: freier Unternehmensberater.

Angestoßen durch Fritjof Capras Buch *Wendezeit* und Deepak Chopras *Quantum Healing* entwickelte ich seit Ende der achtziger Jahre verstärktes Interesse an ganzheitlichen Ansätzen in Gesellschaft und auch Medizin.

Meine Yoga-Ausbildung begann, wie bei vielen in dieser Zeit, zuerst bei TM (Transzendentale Meditation, Maharishi Mahesh Yogi), später dann fundierter und vertiefender in der Schule nach Swami Vishnu Devananda.

Seit Ende der achtziger bis Mitte der neunziger Jahre veranstaltete ich nebenher Gruppenreisen für Yoga und Meditation. Beruflicher Stress hat mich leider den Bezug zur wunderbaren Welt des Yoga verlieren lassen.
2004 dann ein Schlag ins Gesicht: Diagnose *MS*

(Multiple Sklerose), leider erst zehn Jahre nach den ersten Anzeichen.

Zehn Jahre lang wurde meine MS als alles Mögliche diagnostiziert: Bandscheibenschäden, unterschiedlichste Gelenkverschleiße, Burnout, reaktive Depression und vieles mehr. Im Frühjahr 2004 hat mir dann Google die Hinweise auf meine wirkliche Erkrankung gegeben. Wurde auch Zeit! Neurologe und Hausarzt schlossen sich nach Lumbalpunktion und neuerlichem MRT (Kernspin mit Kontrastmittel) dieser Meinung an.

Am Anfang war ich noch sehr fit, bis ich mir 2005 beim Skifahren ein Kreuzband riss. Nach der OP ging es etwas bergab, ich konnte nicht mehr auf den alten Level zurück. Da half dann auch Kortison hoch dosiert nur noch zeitlich begrenzt und partiell. 2010 hat mich dann Biochemie zweimal immer tiefer aus dem Leben geschleudert. Ich bin halt einer der 40%, bei denen es nicht so richtig hilft.

2010 Wiederfinden des Zuganges zur Welt des Yoga während eines Rehaaufenthaltes in der KWA Klinik Stift Rottal, als Prof. *Sri N.V. Raghuram* dort dozierte.

Er ist einer der Gründer der *S-VYASA* (Swami Vivekananda Yoga-Universität), der ersten staatlich anerkannten Yoga-Universität in Indien, auf der man die verschiedensten, stets ganzheitlichen und holistisch orientierten Studiengänge absolvieren kann. Von der einfachen Yoga-Instruktor-Ausbildung bis zum Master of Yoga Therapy, vom Master of Yogic Science (Philosophie) bis zum Ayurveda-Arzt, aber auch wirtschafts- und gesellschaftswissenschaftliche Studiengänge.

Angeschlossen an die Universität ist eine Klinik, geleitet von *Dr. R. Nagarathna*, der Frau von Prof. Raghuram. Auch hier ist der Ansatz ganzheitlich, so dass Elemente klassischer westlicher Medizin, ayurvedisches Wissen, Erkenntnisse der Naturheilkunde, das uralte Wissen der Veden in den Yoga-Therapien und der TCM (Traditionelle Chinesische Medizin) eine mir bis damals unbekannte großartige Symbiose eingehen.

In diesen Tagen in Bad Griesbach merkte ich sehr schnell, auf welch interessanten Weg ich da gestoßen war. Und so kam der Entschluss, nachdem auch der zweite Versuch, mittels eines chemotherapeutischen Ansatzes das Fortschreiten der Krankheit zu verlangsamen oder zu stabilisieren nur einen Abstieg brachte, mich auf den Weg nach Indien zu machen, um mich tiefer mit diesem Ansatz zu beschäftigen.

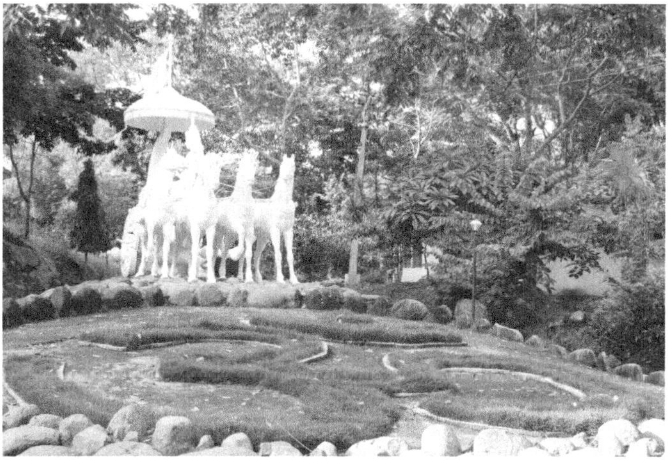

Mein Weg nach Indien

Der Rollator wurde zum ständigen Begleiter, der Rollstuhl bestellt und angepasst. Ich hatte die Schnauze voll. Und da ich früher ja schon viel Yoga gemacht hatte, sogar beruflich, war mir der Wiedereinstieg nach langem Vergessen relativ leicht gefallen.

Vergessen, warum? Krank geworden, warum?

Die Antwort war einfach und auch mir schnell klar: Zehn Jahre Dauerstress, zentnerweise negative Emotionen, die Lebensplanung nur noch planloses Hetzen.

Und so habe ich mich im Juli 2010 am Flughafen in München eingefunden und bin im Rollstuhl, freundlichst von Emirates transportiert, über Dubai in ca. 12 Stunden nach Bangalore, der Millionen-Metropole und Hightech-Zentrale Indiens geflogen.

Über E-Mail hatte ich alles arrangiert, Ankunftszeit, Abholung, Zimmerwunsch etc. Nur am Flughafen war niemand da, um mich wie vereinbart abzuholen. Die Adresse, die ich aus der Website von S-VYASA notiert hatte, kannte kein Taxifahrer und die Telefonnummern funktionierten leider auch nicht.

Als Zielort hatte ich mir Prashanti notiert. Aber Prashanti gibt`s viele in Indien, heißt ja auch nur „Haus des Friedens", das wusste ich aber nicht. Da war es mir schon mulmig, wohin und wie????

Ein Taxifahrer meinte, die Fahrt würde wohl zwei Stunden dauern. Er würde das schon finden.

Und dann ging es los, in diesen Moloch, durch abartigen Verkehr, durch stinkende, von Abgasen und Fäkaldüften geschwängerte Luft.

Vorbei an den Hightech-Palästen von Honeywell, Microsoft und SAP, vorbei an Plastiktüten, die am Straßenrand und oft auch direkt den Palästen vorgelagert, den Ärmsten wie Minizelte als Behausung dienten. Kühe und Wasserbüffel trotteten auf Schnellstraßen, an den Ampeln bettelten Kinder, Alte und schwer Behinderte.

Was für ein irrer Kontrast innerhalb von 15 Stunden. München: dörflich, sauber, schön. Dubais irreale Welt des Luxus, wo auf den Wassern und in den Himmel wachsender menschlicher Irrsinn eine fast surreale Silhouette liefert. Bangalore dagegen: Armut und Reichtum in friedlicher, für mich abstoßend wirkender Symbiose.

Nach drei Stunden Fahrt wurde ich langsam unruhig. Immer wieder fragte mein Fahrer Passanten um Rat, dann hatte er Hunger und holte sich aus einer am Straßenrand brutzelnden Garküche Undefinierbares. Ich lehnte dankend ab. Die Neun-Millionen-Stadt lag hinter uns, es wurde ländlicher, aber nicht weniger chaotisch.

Und endlich, nach viereinhalb Stunden Fahrt, erreichten wir unser Ziel. Fast mitten im Urwald gelegen, eine grüne Oase, Ruhe, Geborgenheit. Der Taxifahrer blieb bei seinem Wort, für 1.500 Rupien, das heißt für rund 22 €, hat er mich 4,5 Stunden durch zig Kulturen transportiert. Vorbei an Armut und Reichtum, an Leid und Glück, an schmutzigen Industriegegenden und durch vornehmste Villenviertel.

Ich sah Paläste der Maharadschas und koloniale Prachtbauten des Empire, riesige Parks und Gärten zogen an meinen Augen vorbei, viktorianische Villen und Villen im Bauhausstil und allgegenwärtig das Hupen von Millionen von Autos.

Nun plötzlich diese Stille und Ruhe am Campus der einzigen Yoga-Universität der Welt, mit angeschlossener Klinik, mit Ashram und Wohnungen für Feriengäste aller Nationen. Ich war nur noch müde, erschöpft, glücklich und neugierig zugleich.

Der Alltag holte mich jedoch schnell ein und war erst einmal hart und gewöhnungsbedürftig:

4.30h wecken - 5h bis 7.30h *Asanas* und Erlernen spezieller Techniken.

8h bis 9h Frühstück.

9h bis 10h Messen von verschiedenen Parametern wie Puls, Atemfrequenz, Atemvolumen, Länge der Ausatmung als Zeichen der Energieverwertung und der Tiefe der Wahrnehmung mittels *Brahmari*, dann wieder spezielle Techniken, *Cyclic Meditation* in großen Gruppen.

13h Mittagessen.

14h bis 18h Vorträge, dazwischen *Ayurveda-Massage* vierhändig (ein wahrer Genuss und Spastik lösend), Physiotherapie mit Atem und Resonanzen kombiniert.

19h Abendessen.

20h bis 21.30h *OM Meditation* oder *Trataka* Meditation oder *MEMT* (Mastery of Emotion Technique).

Manchmal auch Happy Hour (Theater und Musikaufführungen oder lustige Zusammenkünfte mit Studenten aus wirklich fast aller Welt).

22h Licht aus am Campus, vielleicht noch Lesen oder MP3, aber normal einfach nur müde und positiv erschöpft. Dann um 4.30h wieder wecken.

Auch die Nahrungsaufnahme war anfangs gewöhnungsbedürftig. Besteck hatte ich keines dabei, benutzt dort eh keiner. Nur wie isst man scharfe Saucen, Basmatireis, Gemüsebrei und herrliches Fladenbrot? Mit der rechten Hand, knetend, rührend, tunkend. Die linke, unreine Hand ist verboten und gilt als Fauxpas, was ich aber erst nicht wusste und mir deswegen manch strafenden Blick einfing.

Gesündere saßen dabei am Fußboden auf Reisstrohmatten im Lotossitz, wir, die das nicht bewerkstelligen konnten, an Tischen. Man spült sein Geschirr vorher und nachher selbst ab, man singt Tischgebete oder *Shlogas,* bevor man mit dem Essen beginnt.

Und, aufgepasst: Kein Fleisch, kein Fisch, keinen Kaffee, keinen koffeinhaltigen Tee, kein Zucker, kein Alkohol, kein Nikotin, kaum Sweeties, dafür aber viel viel frisches Obst, literweise gewürzte Buttermilch, scharfe Tees (Ingwer und Chilies als Grundlage).

Trotz aller Vorsicht vor Leitungswasser (Mund zu beim Duschen), vor ungeschältem Obst, rohem Salat, rohem Gemüse - die *Motion* (der Durchfall) kriegt einen doch beim ersten Mal. Ich habe Dr. Goodwin, meinem Ayurveda-Arzt vertraut, einen seltsam nach Ramazzotti schmeckenden schwarzen Brei eingenommen und nach zwei Tagen war alles wieder im Lot.

Die, die lieber pharmazeutisch behandelten, hatten es meist eine ganze Woche.

Ich habe anders als erwartet nicht abgenommen. Magen, Darm, Blase waren wunderbar im Gleichgewicht, Fuß- und Nagelpilz nach vier Wochen deutlich reduziert. Trotz des straffen Tagesablaufes war ich richtig erholt und voller Energie nach diesem Monat.

Dass meine Entscheidung, mich auf das Abenteuer Indien einzulassen richtig war, das war mir dann schon nach wenigen Tagen klar.

Die Therapie

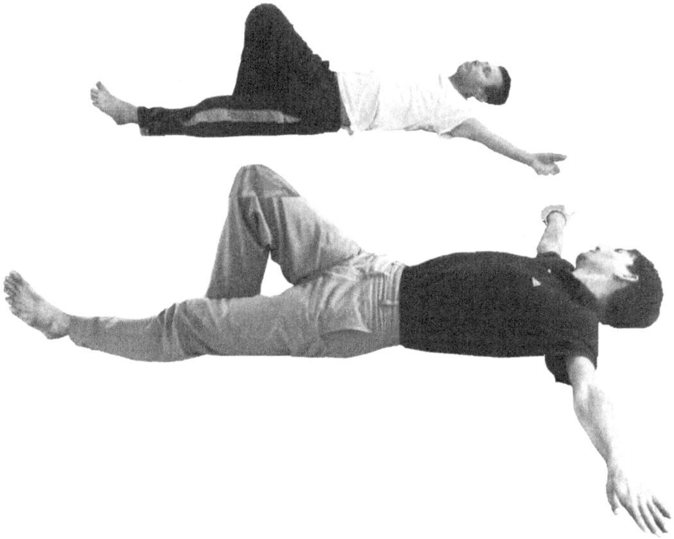

Entspannungsarbeit mit Dr. Vicas Rawat

Es begann mit einer gründlichen Untersuchung durch den Ayurveda-Arzt Dr. Goodwin. Pulsdiagnose, Augendiagnose, Zunge, und die generelle Konstitution wurde untersucht.

Man teilte mich der Sektion „A" zu, der Sektion für Tumorerkrankungen, Immunerkrankungen, Autoimmunerkrankungen. Dr. Goodwin ermittelte noch meinen Konstitutionstypus, um auf dieser Grundlage meine Medikation festzulegen, die aus sechsmal täglich seltsamen schwarzen und nicht besonders gut schmeckenden Flüssigkeiten bestand.

Und dann konnte es losgehen. Da die einzelnen Orte zum Erlernen der Techniken und Therapien zum Teil sehr weit auseinander lagen und die Gehwege holprig und steil, war immer ein junger Student oder eine Hilfskraft da, die mich an den jeweiligen Ort des Geschehens im Rollstuhl schob. Morgens um fünf ist es aufgrund der Nähe zum Äquator noch ziemlich tropisch dunkel und so war es für mich beim ersten Mal etwas schockierend, als auf dem Weg nach Sahenna plötzlich eine Schlange aus einem Baum direkt vor den Rolli plumpste.

„A Cobra, a black one", meinte Hanish, mein Therapeut. "We got plenty here, but they are not dangerous, very shy." Er habe auch eine Python direkt vor dem Eingang zu seinem Haus, die lebe in einem Kanalrohr, sie sei noch klein, höchstens 3 Meter.

Da war ich ja beruhigt. Und so lernte ich langsam meine Phobien vor verschiedensten fremdartigen Tieren zu beherrschen. Spinnen größer als mein ganzer Handteller, sehr giftige schwarze Skorpione, Kakerlaken in Bad und Zimmer, kreischende Affen, die gerne auch mal zornig mit den Zähnen fletschen, wilde kämpfende Hunderudel, Frösche im Zimmer, riesige Mistkäfer, all das musste ich erst einmal verdauen und mich daran gewöhnen.

In den Gruppen waren wir meist genauso viele Therapeuten wie Patienten, so dass man stets optimal betreut war. In den Stunden „special Techniques" erlernten wir die einzelnen Techniken.

Immer wenn ich bestimmte Übungen nicht selbst ausführen konnte, war es meine Aufgabe, die Übung im Geiste und im Wege der Visualisierung auszuüben, während der Therapeut die Bewegungsmuster an mir vollzog. Meist wurden diese Bewegungen auch noch kombiniert mit langsam und lang vollzogenen Klanglauten (A, U, M, AUM, OM). Bald merkte ich die Wirkung in Bezug auf meine Achtsamkeit, auf tieferes, bewussteres Wahrnehmen und Spüren dessen, was da vor sich ging.

In anderen Veranstaltungen, die losgelöst von den Sektionen waren, trafen sich alle Patienten, um gemeinsam Dinge wie *Cyclic Meditation, OM Meditation, Trataka Meditation* oder *MSRT* (Mind Sound Resonance Technique) auszuführen. Auch hier spürte ich sehr schnell, welche tiefe Ruhe und Entspannung sich beim gemeinsamen Vokalisieren der verschiedenen Klanglaute einstellte. Fast nicht zu beschreiben sind dabei die zu spürenden Schwingungen, wenn sich unter den vielleicht 60 bis 70 Teilnehmern gleiche Tonlagen zu unglaublichen Resonanzen treffen. Das geht durch Mark und Bein, Achtsamkeit und Wahrnehmung wachsen so von Tag zu Tag.

Täglich gab es eine vierhändige Ayurveda-Massage, wunderbar entspannend aber auch belebend, warmes Öl, mit Kräutern gefüllte Stempelkissen und nach der Massage vierhändiges Abwaschen mit einer Paste aus getrockneten, zerriebenen Mungbohnen. Bei bewölktem Himmel konnte dabei leider das Solar erwärmte Wasser auch mal erfrischend kalt sein.

Von Dr. Monali, der Leiterin der Physiotherapie, wurde für jeden Patienten individuell ein Programm zusammengestellt. Spastik lösen, Muskeln stärken, Bewegungsmuster zurückholen waren hierbei die Ziele.

Der gesamte Ansatz war ganzheitlich, alle Teile sollten ineinander wirken, meist auch losgelöst von jedweder Diagnose. Der Mensch als Ganzes und sein Geist als Element der willentlichen Steuerung und Erneuerung fehl gelaufener Entwicklungen rückten ins Zentrum.

Der Atem als Brücke zwischen Körper und Geist, tiefe Entspannungsfähigkeit als Basis für tiefere Achtsamkeit und Wahrnehmungsfähigkeit, das Erlernen des Spürens immer feinerer und feinerer nervlicher und energetischer Impulse, das waren die Ziele und Aufgaben der nächsten Wochen.

Das Credo des Raja Yoga:
You have to get mastery over your mind
wurde mir immer klarer.

Denn erst der zur Ruhe gekommene Geist, die tiefe Wahrnehmungsfähigkeit und Achtsamkeit setzen die erwünschten Selbstheilungskräfte in Gang. Zum Ende jeder Sitzung fand dann ein *Resolving* statt, hier wird der leere, zur Ruhe gekommene Geist gefüllt mit positiven Gedanken den Körper oder die Gesundheit betreffend.

Und so konnte ich schon nach kurzer Zeit deutliche Veränderungen an mir feststellen.

Nach etwa zehn Tagen sagte mein Haupttherapeut Hanish zu mir am Ende einer *PET*-Sitzung: „And now lift your left leg“, während ich auf dem Rücken auf meiner Yogamatte lag. „So ein Schmarren“, dachte ich, wohl wissend, dass ich das linke Bein höchstens 10 cm gestreckt heben konnte.

„Lift it, lift it while inhalation", forderte Hanish unbeeindruckt weiter und so atmete ich ein, hob mein linkes Bein und dachte, ich träume, denn es befand sich in der Senkrechten. Ein großes Glücksgefühl, es hatte sich wirklich etwas verändert!

Zwei Tage später, wieder in Sahenna, kam nach einer *PET*-Sitzung von Hanish die Ansage: "And now get up and walk with me!" "Hey, you are crazy; you know I can't", antwortete ich. Hanish half mir auf die Beine, ich stand unsicher, aber ich stand. Langsam folgte ich den Anweisungen: "Lift left leg and inhale, step forward - exhale, step by step and think in your mind the mantra *So-ham-So-ham* (ich bin-ich bin) with every step." Wir gingen langsam im Kreis, zuerst gestützt von Hanish und mit Stock, dann nur mit Stock, und einen Tag später allein und frei. Seit diesem Morgen bin ich den Weg nach Sahenna oder zu anderen Therapien stets allein mit dem Rollator gegangen. Ich wurde immer sicherer, zwei Wochen später konnte ich dann auch Treppen ohne Geländer frei gehen, allerdings nur wenn Hanish zugegen war und unter Zuhilfenahme von *So-ham*.

Ich lernte auf ähnliche Weise Spastiken durch kontrollierten Atem zu beeinflussen, lernte Schmerzen durch Wegatmung von Triggerpunkten zu lösen, lernte vor allem aber immer tiefer und tiefer Abläufe im Körper zu fühlen, lernte die uns allen zueigene Lebensenergie (*Prana, Vyana Prana*) zu erspüren, zu lenken, zu verteilen und gezielt einzusetzen.

Ich war von all diesen Veränderungen so beeindruckt, dass ich mich entschloss, noch tiefer in diese

Materie einzudringen. Mit Hanish zusammen verfeinerte ich die Ansätze von *PET* und *MSRT* immer mehr in Richtung gezielter Einflussnahme auf Krankheitsbilder wie MS oder ALS.

Aus Indien zurück entschloss ich mich dies alles, was ich da in Indien gelernt hatte, zu Papier zu bringen und an andere Patienten in Deutschland weiterzugeben. Entstanden sind daraus zuerst ein kleines Büchlein mit allen Techniken und eine DVD mit über fünf Stunden besprochenem Audiomaterial als Anleitung zu den einzelnen Techniken. Seitdem unterrichte ich diese Techniken bei Patienten im Klinikstift Rottal oder bei Patienten auf Seminaren mit erstaunlichem Erfolg.

Ich war zwischenzeitlich fünfmal in Indien, sowohl in Prashanti als auch im Himalaya, wo ich weitere interessante Ansätze bezüglich Heilpflanzen und Behandlungsmöglichkeiten kennen lernte.

Einige Mitpatienten haben mich auf diesen Reisen inzwischen erfolgreich begleitet, zwei davon bereits mehrmals. Daher reifte nun der Entschluss, ein umfangreicheres Buch über all die inzwischen erlernten und weiterentwickelten Techniken des Therapeutischen Yoga zu verfassen.

Der Mut, allein beim ersten Mal das Abenteuer Indien anzugehen, hat sich für mich gelohnt. Gerne möchte ich das Erlernte und Verinnerlichte nun an jeden weitergeben, der hier für sich eine Chance sieht.

Folgendes ließ sich nach meinen Aufenthalten feststellen:

- Sehr positiver Einfluss auf Spastik, Ataxie, Restless Legs, Tremor und ähnliche Symptome.
- Sehr wirksam bei Blasenproblemen.
- Mehr Kraft und innere Ruhe.
- Wiedererlernen früherer Bewegungsmuster und -abläufe.
- Nachlassen von Fatigue und Antriebsschwäche.
- Innere Ruhe, Gelassenheit nehmen zu.
  Depressive Neigungen und negative Emotionen verschwinden.
  Die Lebensfreude wächst von Tag zu Tag.
- Stärkung und positive Veränderung des Immunsystems.
- Zunehmender Metabolismus in Hirn, Rückenmark und Nervensystem.
- Zunahme an neuronaler Plastizität.
- Deutliche Senkung von Bluthochdruck.
- Zunahme Lungenvolumen, Vitalkapazität.
- Beseitigung von Illiosakralschmerzen und Blockaden in wenigen Tagen.

Ich bin froh diesen Ansatz gefunden zu haben,
diesen Weg gegangen zu sein
und noch immer zu gehen.

Es steckt mehr in uns
als wir glauben,
wir müssen es nur tun!

Der Kernsatz in Prashanti,
von Swami Vivekananda postuliert:

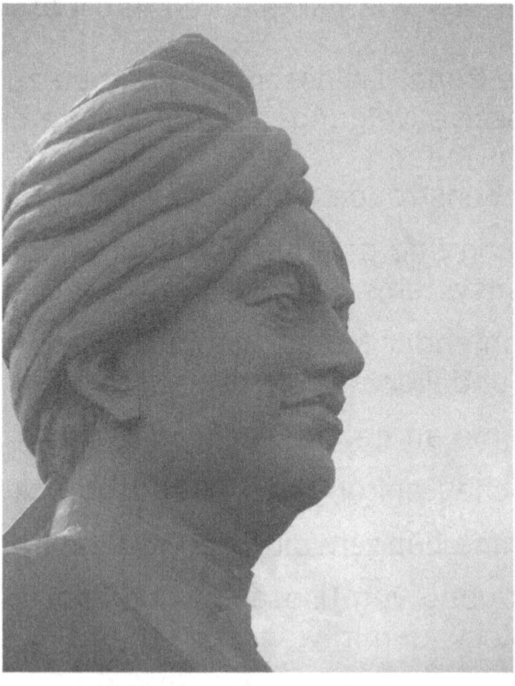

„BE and MAKE"

II. Einführung in die Welt des Yoga

Einige Gedanken zu Beginn

Sehr viele, wenn nicht sogar die meisten Krankheiten und Leiden resultieren entweder direkt aus stressbedingten Veränderungen des das Immunsystem steuernden Hormonsystems oder, indirekt bei gleichem Interaktionsmechanismus, aus einer direkten Schwächung des dadurch überbeanspruchten Immunsystems.

Auch indirekt kommt jedweder Art von Stress die Rolle zu, durch geschwächtes oder aus dem Gleichgewicht geratenes Immunsystem bereits vorhandene Symptome zu verschlechtern und die Selbstheilungskräfte des Körpers zu minimieren.

Neben dem was wir direkt unter Stress verstehen, zählt hierbei auch der gesamte Themenkreis der negativen, zerstörerischen Emotionen (*destructive emotions*).

Eine ganz entscheidende Rolle spielen Vorgänge in unserem Gehirn, die über sehr komplizierte Wechselwirkungen Stress auslösender Faktoren, über eine Wirkkette vom auslösenden Sinnesorgan (Gehör, Geruch, Gefühl, Sehen) und Vorgänge auf geistiger Ebene (Mind) fatale Aktionen in Hormon- und Immunsystem in Gang setzen.

Ausgelöst durch diese kreisenden negativen Gedanken, Ängste, Depressionen, Verstimmungen, Emotionen kommt es zu Interaktionen über *Amygdala, Hippocampus* und Frontallappen und so zur Ausschüttung von Stresshormonen. Das Immunsystem wird zu ständigen Aktionen getrieben, die nicht dem natürlichen Anspruch der jeweiligen Situation gerecht werden.

Eine dabei ständig sich wiederholende Überreizung und Alarmierung des Immunsystems ohne wirklichen Grund lässt dieses aus dem Gleichgewicht geraten oder irgendwann ganz versagen.

Die Ansätze des ***Raja Yoga*** zielen nun ganz konkret auf diese, inzwischen vielfach nachgewiesenen Wirkzusammenhänge. Der Schlüssel liegt hierbei in unserem Kopf, in unserem Geist und in der Kontrolle dieser aus dem Ruder laufenden Vorgänge.

You have to get mastery over your mind.
Du musst - wieder - Herr über deinen Geist werden.

So lautet das Credo des *Raja Yoga.*

Raja Yoga wird auch das Yoga der Willenskraft genannt. Seine Ausrichtung ist meditativ orientiert und erfordert tiefe Entspannungsfähigkeit und ein ausgeprägtes Beherrschen von Achtsamkeit auf körperlicher und geistiger Ebene.

Die weiteren Richtungen sind:

Jnana Yoga = Yoga der Erkenntnis, intellektuelle Richtung.

Kharma Yoga = Yoga der Tat, des selbstlosen Handelns.

Bhakti Yoga = Yoga der Verehrung/Hingabe an Gott, die spirituelle Richtung im Yoga.

Hatha Yoga = Yoga der Willenskraft, eine Unterstufe auf dem Weg zum Raja Yoga. Asanas und Atem stehen im Vordergrund.

Im Westen hat sich leider hauptsächlich der auf Hatha Yoga basierende Ansatz zu sportlichem Power-Yoga und vielen Absurditäten entwickelt, bei denen die Beherrschung unzähliger schwierigster Figuren im Vordergrund steht und nicht der Geist, die Ruhe, der Atem, die Meditation, die Achtsamkeit und das Nutzen der vorhandenen Energien, die in uns stecken.

**„Yoga ist,
wenn die Bewegungen des Geistes
zur Ruhe kommen."**

Yoga-Sutra 1.2, Patanjali

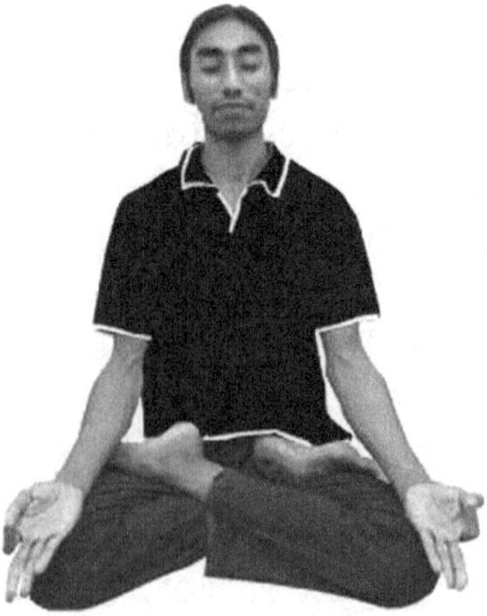

Wesentliche Komponenten im Therapeutischen Yoga

Der Grundgedanke im *Raja Yoga* ist die Nutzbarmachung der feinstofflichen Energie, der Lebensenergie, die uns jederzeit zur Verfügung steht, wenn es uns gelingt, durch tiefe Entspannung, erhöhte Achtsamkeit und tiefen, ruhigen und richtigen Atem „mastery over mind and matter", also Herrschaft über unseren Geist und damit auch über neurophysiologische – metabolische – hormonelle – immunologische Abläufe zu erlangen.

In Indien und China hatte man vor tausenden von Jahren bereits erkannt, dass alles im Universum, die ganze Schöpfung, Bewegung bedeutet. Jedes Teilchen ist unaufhörlich in Bewegung und in Veränderung. In den Augen dieser Philosophie gibt es nicht, wie in unserem westlichen Denken lange vorherrschend, einen Unterschied zwischen Materie und Energie. Materie ist nichts weiter als verdichtete Energie. Letztendlich sagt dies die wohl berühmteste Formel der Physik:

$E=mc^2$, Energie ist gleich Masse multipliziert mit dem Quadrat der Lichtgeschwindigkeit, nichts anderes. Mit dieser Formel beschrieb Einstein im Rahmen der Speziellen Relativitätstheorie die Äquivalenz von Masse und Energie.

Diese Energie, die alles im Universum bewegt und durch Verdichtung als feste Materie manifestiert, wurde in Indien *Prana* und in anderen asiatischen Kulturkreisen *Gi* oder *Chi* genannt.

Man geht in all diesen Denkansätzen davon aus, dass Emotionen, Gedanken, Intelligenz und Bewusstsein in all ihren Ausprägungen Erscheinungsformen des *Prana/Chi/Gi* sind, da auch sie eindeutig existieren und in Bewegung sind.

Mit anderen Worten: Alles was existiert, aus einstiger Singularität kommend, ist aus Veränderung, aus dem komplexer Werden dieser Energie entstanden.

Daher kommt auch die Erklärung im Yoga:

Mind makes matter.

Dies bedeutet, dass Materie durch den Geist (also Energie) erschaffen wird und nicht umgekehrt, wie im Westen Jahrhunderte lang postuliert.

Geist und Bewusstsein sind daher nicht Bestandteil unseres Körpers oder der Materie, sondern umgekehrt, davon losgelöst, praktisch die Erschaffer aller Materie.

Bezüglich unserer selbst, als existierende Manifestationen dieser Energie, geht man dabei im gesamten Yoga, im Gegensatz zu den lange im Westen vorherrschenden mechanistischen Modellen und Betrachtungen (der Mensch als Puppe aus dem Baukasten, der Mensch als Skulptur und nicht als etwas, das ständig fließt), von einer mehrstufigen Betrachtung aus.

Vereinfacht gesagt kann man sich uns als ein aus verschiedenen Schichten bestehendes Gebilde vorstellen. Auf die ganze Tiefe dieser Betrachtung, die dann auf den einzelnen Hüllen nochmals Vertiefungen postuliert, möchte ich hier nicht eingehen, das würde den Rahmen dieses Buches sprengen. Ich beschränke mich daher auf die Aspekte, die eindeutige Bezüge und Wechselwirkungen im Therapeutischen Yoga haben.

Diese Schichten werden *Koshas* genannt. *Kosha* bedeutet in Sanskrit Hülle, Schicht oder Ebene.

Unterschieden werden:

Annamaya Kosha (anna=Nahrung, maya=gemacht)

Dies ist der grobstoffliche Körper. Materielles wie Knochen, Muskeln, Organe, Haut, Gelenke.

Störungen entstehen auf dieser Ebene durch Verspannungen, Verletzungen und durch materielle Einwirkungen wie Schadstoffe.

Heilung und Therapie werden über Asanas, Körperübungen, einfache Entspannungsübungen wie ***IRT* = Immidiate Relaxation Technique** erzielt.

Pranamaya Kosha (Prana=Energie, d.h.aus Energie gemacht)

Die *Pranamaya Kosha* ist die Energie- oder Lebenshülle, die Ebene des Prana. Man könnte auch vom Energiekörper sprechen. Er ist zwar nicht physiologisch fassbar, aber Auswirkungen sind sichtbar, fühlbar und messbar. (Kirlianfotografie als indirekte Darstellung)

Prana ist nichts Körperliches, aber es ist etwas, das körperlich wirkt. Körperliche Gesundheit ist der Normalzustand, wenn die Energie gut fließt und richtig verteilt ist. Wenn die Energie nicht fließt, ist auch der Körper nicht gesund. Wir müssen also dafür sorgen, unser Prana immer wieder aufzuladen und die Energie in uns nicht zu blockieren, sondern fließen zu lassen und zu speichern.

Der Fluss des Prana im Körper erfolgt in einem Netzwerk aus Leitbahnen, die sich von großen Hauptleitbahnen zu kleineren und kleinsten Leitbahnen verzweigen, um jede einzelne Zelle mit Prana zu versorgen.

Letztendlich setzen auch Homöopathie oder Akupunktur an diesem Energiekörper, an diesen Leitbahnen an. Dort, wo zu viel Prana fließt, entsteht eine Überfunktion (z.B. Muskelverspannung) und dort, wo sich zu wenig Prana befindet, eine Unterfunktion (z.B. zu wenig Muskeltonus).

Oftmals ist auch beides gleichzeitig in einem Organismus vorhanden. Wenn Prana sich in einem Bereich des Körpers staut, entsteht leicht an einer anderen Stelle des Körpers ein Mangel an Prana.

Der größte Speicher für Prana ist das Sonnengeflecht (im Solarplexus).

Dieser Speicher kann mit Techniken wie *PET* bewusst aufgeladen werden, von diesem Speicher kann auch verteilend ein Ausgleich solcher Ungleichgewichte erreicht werden.

Es gibt drei Hauptmethoden, Prana zu regulieren:

a: Bewusste langsame Bewegung des Körpers

Für jede Bewegung des Körpers wird Prana benötigt. Bewegen wir den Körper sehr langsam, mit Bewusstheit, können wir die Kraft wahrnehmen, die den Körper bewegt und sie beeinflussen. Diese Methode wird vornehmlich im Qi Gong verwendet, kommt aber auch bei einer langsamen, bewussten Ausführung der *Asanas* speziell im *Raja Yoga* zum Tragen.

b: Regulierung des Atemprozesses

Die Zirkulation des Prana im Körper ist eng mit dem Atemprozess verbunden. Der Atem ist der wichtigste Prozess im Körper, der das Prana in den Leitbahnen zirkulieren lässt. Durch Veränderung der Atmung wird der Fluss des Prana verändert. Dies ist der zentrale Ansatz im *Raja Yoga*, um das Prana zu regulieren, zu steuern, zu verteilen, zu lenken.

Es ist dies der als *Pranayama* oder Atemübungen bezeichnete Teil. Es bedeutet: "Prana zügeln".

c: Lenkung des Prana durch direkte Wahrnehmung und geistige Kontrolle

Durch immer mehr vertiefte Achtsamkeit kann schließlich das Prana im Körper bewusst wahrgenommen und willentlich gelenkt werden.

Dies ist die tiefste Art und Weise, Prana zu regulieren. Sie ist der wesentlichste Teil der fortgeschrittenen Yoga-Technik: PET (Pranic Energisation Technique), ein Kernpunkt im Therapeutischen Yoga.

-Manomaya Kosha

(Mano=Geist, Denken, d.h aus Geist, aus Denken gemacht)

Dies ist der geistig-emotionale Körper. Auf dieser Ebene sind unsere Emotionen, Gefühle, das einfache Denken, das Unterbewusstsein, unsere Wünsche und Handlungstendenzen, unser Bewusstsein sowie die Sinnes- und Wahrnehmungsorgane angesiedelt.

Die physiologischen Sinnesorgane sind natürlich im physischen Körper, zum Beispiel die Augen. Aber damit die Augen sehen können, muss eine Verbindung hergestellt werden zwischen Körper und Geist, damit das was als Energiewelle auf den Sehnerv trifft, im Gehirn zu einem Bild umgebaut werden kann. Das Prana muss daher funktionieren und auch der Geist muss anwesend sein.

Störungen in diesem Bereich führen unter vielem anderem zu dem, was man unter den krank machenden Folgen von Stress und negativen, destruktiven Emotionen auf der ganzen Welt vermehrt wahrnimmt.

Die hier ansetzenden Techniken sind Tiefenentspannungstechniken wie ***DRT*** **= Deep Relaxation Technique**, sowie alle defokussierenden Meditationstechniken.

Ziel ist es den unruhigen und überbeanspruchten Geist gänzlich zur Ruhe zu bringen. Auch hier wirken die vorher erläuterten Regulierungsprozesse des *Prana* mit hinein, da in der Sicht des Yoga der Atem die Brücke zwischen Körper und Geist ist.

DRT und Meditationen haben daher im Therapeutischen Yoga eine sehr wichtige Bedeutung und wechselwirken fließend in und mit allen anderen Ebenen.

Nicht umsonst ist einer der Kernsätze des Raja Yoga:

You have to get Mastery over your Mind.

-Vijnanamaya Kosha

Dies ist die intellektuelle Hülle. Sie hat zwei Wesensmerkmale, das Ego und den Intellekt im Sinne von Vernunft, Entscheidungsfähigkeit. Gemeint ist das logische Denken. Dort sitzen Urteils-, Entscheidungs- und Willenskraft.

Die *Vijnanamaya Kosha* ist das, was den Menschen vom Tier unterscheidet, so wie die *Manomaya Kosha* das Tier von der Pflanze und die *Pranamaya Kosha* die Pflanze vom Mineral unterscheidet.

Alles auf der Welt hat *Prana*, auch ein Mineral hat sein Prana, aber es steht nicht in lebendigem Kontakt mit der Außenwelt. Befasst man sich hingegen mit Pflanzen, so wird man feststellen, dass ein Energieaustausch stattfindet.

Tiere haben eine *Manomaya Kosha*, das heißt, sie haben zusätzlich zu den Pflanzen Emotionen, Gefühle, die sie ausdrücken und die dazu führen, dass sie sich bewegen, auf die Umwelt einwirken, aktiv sind. Ein Tier hat also niederes Denkvermögen, Unterbewusstsein sowie Sinnes- und Handlungsorgane.

Der Mensch hat zusätzlich *Ahamkara*, das Ego, das Selbstbewusstsein. Das heißt, er hat die Fähigkeit, sich selbst wahrzunehmen als eine Person, die in

Zeit und Raum begrenzt ist und er hat eine bestimmte Vorstellung von sich. Dieses Ich-Bewusstsein ermöglicht dem Intellekt Dinge zu hinterfragen, sich selbst ein Urteil zu bilden und Fragen nach dem Sinn des Lebens zu stellen wie: „Wer bin ich?", „Woher komme ich?", „Was ist der Sinn des Lebens?" Dadurch ist der Mensch nicht auf reine Reiz-Reaktionsketten beschränkt. Ein Tier kann konditioniert werden, man kann es erziehen und wenn man es richtig macht, wird das Tier glücklich sein und alles tun, was man ihm beigebracht hat.

Sri N.V. Raghuram bezeichnete dies in einer Vorlesung über Freedom im Yoga mit folgenden Freiheitsgraden:

- Materie hat den Freiheitsgrad der Existenz.
- Pflanzen den des Wachsens, der Vermehrung.
- Tiere haben zusätzlich die Freiheit der Bewegung, des instinktiven Denkens und des Unterbewusstseins.
- Der Mensch aber hat die Freiheit der vernunftgelenkten Entscheidung:

etwas zu tun,
etwas nicht zu tun,
oder
etwas völlig anderes zu tun.

-Anandamaya Kosha

(ananda=Glückseligkeit d.h. aus Glückseligkeit gemacht)

Diesem Körper, dieser Ebene, werden die höhere Intelligenz, das höhere Selbst, die Intuition zugeordnet. Hier befindet sich unser wahres Selbst, es ist absolut - nicht Zeit, Raum und Kausalität unterworfen.

Auf dieser Ebene sind wir reines Sein; wir sind, wir waren, wir werden sein, wir sind überall und alles.

Das Sein ist also nicht einfach nur da, sondern es ist Wissen und Bewusstheit. Vor allem auch Überbewusstheit.

Die Antwort auf alle wichtigen Fragen ist in uns und drückt sich über die *Anandamaya Kosha* als intuitive Erkenntnis aus. Die Schwierigkeit ist nur, wir wissen nicht, dass wir es wissen. Wir müssen erst Zugang bekommen zu diesem inneren Wissen.

Hierauf zielen viele spirituelle Praktiken im Yoga ab, vor allem auch die Bestrebungen, in diesen überbewussten Zustand zu gelangen.

Die Natur des Selbst ist *Ananda*, Glückseligkeit.

Nicht: Wir sind glücklich.
Nicht: Wir erfahren Glück.

Sondern:

Wir sind Glück.
Wir sind Glückseligkeit.

Auch wenn wir uns gerade nicht danach fühlen, egal wie die Situation ist, was auch immer geschieht, unser Wesenskern ist *Ananda*.

Die einzige Aufgabe des Menschen, so *Sri Raghuram* in einer seiner Vorlesungen, ist die, glücklich zu sein.

Das folgende Schaubild B1 zeigt eine Darstellung der *Koshas* oder Körperebenen und ihre Wirkung auf Gesundheit bei Störungen in den einzelnen Ebenen, sowie den jeweiligen Lösungsansatz zur Behebung der Störungen durch Yoga.

Die Ebenen werden dabei nicht hierarchisch mechanistisch betrachtet, sondern als gegenseitig wechselwirkend, sich durchdringend.

Sie durchdringen einander und stellen in der Vorstellung der Veden ein Ganzes mit immer feineren Manifestationen der verdichteten Lebensenergie dar.

Je tiefer man in diese subtilen Bereiche vordringen will, umso tiefer muss dabei die *Awareness* (Achtsamkeit, Wahrnehmungsfähigkeit) geschult werden.

Die Entwicklung dieser Achtsamkeit und Wahrnehmungsfähigkeit ist dabei in allen Ebenen wichtig. Auf körperlicher Ebene durch bewusste Ausführung der *Asanas*, auf Energieebene durch bewusste achtsame Kontrolle des Atems, auf geistiger Ebene durch Beherrschung des Geistes und der Sinnesorgane in Meditationen.

In Techniken wie PET oder MSRT wird dieses Zusammenwirken kongenial und wirksam verknüpft.

Ebenen, Schichten, Körper im Yoga = Koshas	Ebenen, aus denen das "ICH", also wir, bestehen	Kennzeichen von Stress und Krankheit	Auflösung, Heilung durch	Zu erreichen mit
Annamaya Kosha Anna = Nahrung Maya = gemacht aus Die aus Nahrung gemachte Ebene	**Physischer Körper** Knochen, Muskeln, Sehnen, Organe	**Anspannung**	**Entspannung**	**Asanas** Körperübungen **Kriyas** Reinigungsübungen **Entspannung**
Pranamaya Kosha Prana = Lebensenergie Die aus Energie gemachte Hülle	**Energie-Körper** Nervenbahnen, Meridiane, Nadis	**Tempo, Gehetztheit, Ruhelosigkeit**	**Verlangsamung, Ruhe, Achtsamkeit des Atems**	**Pranayama** Atemtechniken Energietechniken Achtsamkeits-techniken
Manomaya Kosha Mano = Geist Die aus Geist gemachte Hülle	**Körper des Geistes** Denken, Wahrnehmung, Verarbeitung	**Überaktivität des Geistes, kreisende Gedanken, negative Emotionen, Sorgen, Ängste**	**Ruhigstellung des Geistes, Vertiefung der Wahrnehmung**	**Meditationen** **Entspannung** **Achtsamkeit**
Vijnanamaya Kosha Vijnana = Intellekt Die emotionale und intellektuelle Hülle	**Körper des Intellektes** und der **Emotionen**	**Intellekt. Verwirrung, Emotionen, Dominanz zerstörerischer Emotionen**	**Erlangung von Weisheit**	**Jnana Yoga** Studium der Veden und philosophischer Werke **Bhakti Yoga** Mantren, Shlogas
Anandamaya Kosha Ananda = Glückseligkeit Hülle der Glückseligkeit	**Körper der Intuition** und der **Glückseligkeit**	**Unglücklich, unzufrieden**	**Harmonie in sich** **und mit allem um sich**	Praktizieren aller Techniken soll zu diesem Endziel führen

B1

Die Schaubilder B2 und B3 auf der folgenden Seite sollen dieses Ineinandergreifen und das Wirken von Außen nach Innen noch einmal verdeutlichen.

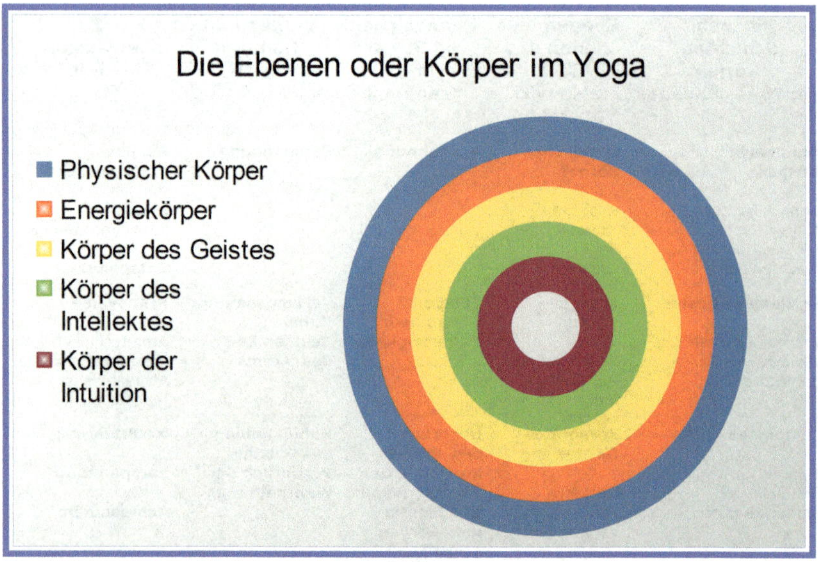
Die Ebenen oder Körper im Yoga
Physischer Körper
Energiekörper
Körper des Geistes
Körper des Intellektes
Körper der Intuition

B2

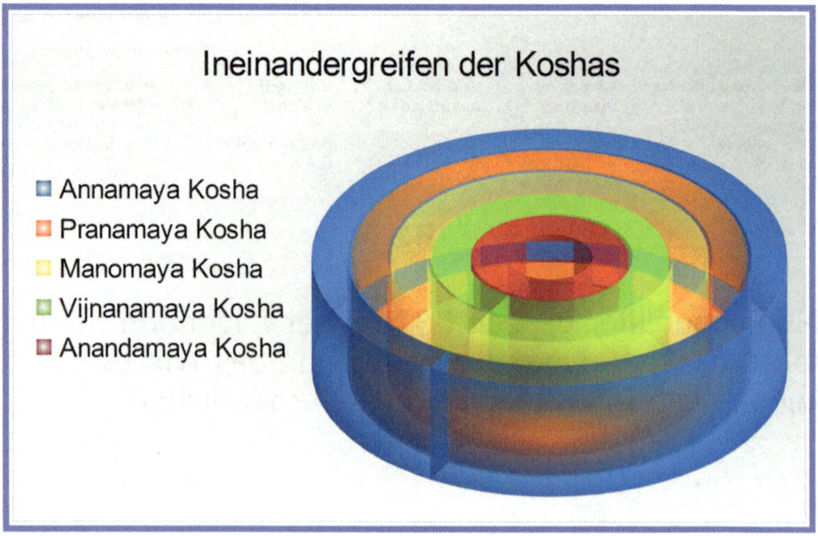
Ineinandergreifen der Koshas
Annamaya Kosha
Pranamaya Kosha
Manomaya Kosha
Vijnanamaya Kosha
Anandamaya Kosha

B3

III. Die Übungselemente

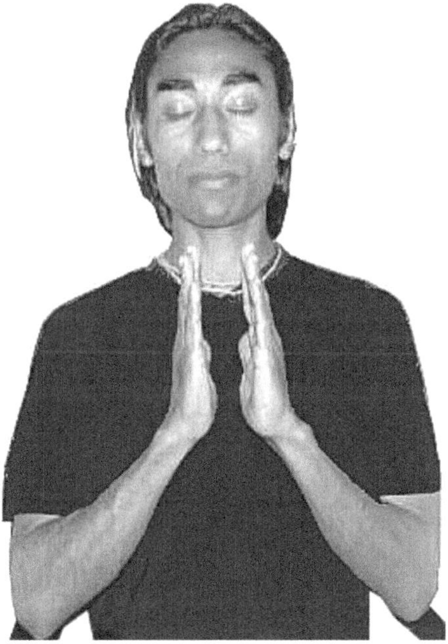

Hanish Yogi während Energiearbeit

Asanas

Asanas sind körperliche Übungen, die als Ziel die Zusammenführung von Körper und Geist durch "ruhige Körperstellung" haben.

Die Übungen sind hier im Buch so aufgebaut, dass sie in jeder körperlichen Verfassung, ob in gesundem Zustand oder auf einem Stuhl, Rollstuhl oder Bett ausgeführt werden können.

Ein weiteres Ziel sollte sein, diese Übungen als geistige Übungen in Gedanken auszuführen, während der Therapeut die Bewegungen, die einem selbst nicht möglich sind, an einem ausführt.

Der Körper wird entspannter durch Wechsel von Anspannung und Entspannung, die Körpererfahrung wird vertieft und auf die Elemente Pointed-Linear-Surface und 3D-Awareness gelenkt (Erfahrung, Nachspüren an einem Punkt, einer Linie, einer Fläche oder räumlich).

Alle Übungen sollten im *Raja Yoga* stets sehr langsam, bewusst und kombiniert mit einem stets ebenso ruhig fließenden Atem ausgeführt werden.

Eine tiefe Körpererfahrung wird eintreten, begleitet von zunehmender Ruhe, Leichtigkeit und Entspanntheit.

Atem – Resonanz – Körperübungen

(auch breathing- oder special-techniques genannt)

Hier werden einfache Bewegungen mit tiefer Wahrnehmung langsam und mit bewusstem Atmen ausgeführt. Die Ausatmungen werden dabei mit verschiedenen Klanglauten, die auf bestimmte Körperregionen abgestimmt sind, kombiniert ausgeführt. Dadurch stellt sich noch tiefere Ruhe und eine starke Zunahme der Wahrnehmungsfähigkeit ein.

Pranayama = Atemübungen

Indem wir erlernen, den Atem bewusster, ruhiger, tiefer und achtsamer auszuführen, legen wir die Basis für eine noch tiefere Entspanntheit.

Zu Beginn der Atemübungen steht dabei

Kapalabhati

in verschiedenen Variationen. Als Vorstufe zur Feueratmung ist es eine Reinigungsübung, die gleichzeitig sehr energetisierend wirkt.

Sektionales Atmen (Bauch-Brust-Schulter) und die Aneinanderreihung der drei Techniken als yogische Gesamtatmung, Wechselatmungen in verschiedenen Formen, Stress-Ausatmungstechniken, *Cooling Pranayama* (kühlende Atmung) sowie *Brahmari Pranayama*, eine Technik, in der Atem und Resonanzen kombiniert werden, runden diesen Bereich ab.

Entspannungstechniken

Lernziel ist das Erlernen der drei wesentlichen Entspannungstechniken des Raja Yoga:

- ***IRT*:** Instant Relaxation Technique oder Blitzentspannung, einer Technik, die nur 2 bis 3 Minuten in Anspruch nimmt.
- ***QRT:*** Quick Relaxation Technique oder Schnellentspannung, mit ca. 5 bis 7 Minuten Anwendungsdauer.
- ***DRT*:** Deep Relaxation Technique oder Tiefenentspannung, eine der ganz wichtigen Grundvoraussetzungen für PET. In 20 bis 30 Minuten kann hier eine sehr tiefe Entspannung erreicht werden.

Techniken zur Erhöhung der Achtsamkeit

Ziel ist das Erlernen von Techniken, die es ermöglichen, eine wesentlich tiefere Achtsamkeit auf körperlicher und geistiger Ebene zu erreichen.

Es gilt dabei Achtsamkeit, Erspüren, Bewusstwerdung von körperlichen Vorgängen wie Atem oder Muskeln, Sehnen, Gelenken ohne Zwang, ohne Konzentration oder Stress nachzuempfinden und mit dem Spüren dieser Vorgänge immer tiefer in uns selbst und in die Vorgänge unseres Körpers und Geistes zu dringen.

Mit Hilfe des Einsatzes von *Mudras* (bestimmte, nervliche Reize auslösende Fingerhaltungen) und Resonanzen aus gesungenen Lauten soll das Erspüren dieser auf die Zellen positiv wirkenden Schwingungen verstärkt und unterstützt werden.

Ziel ist es, folgende Formen und Tiefengrade der *Awareness* (Achtsamkeit) zu erreichen (erspüren zu lernen):

1. *Pointed Awareness:* Auf einen Punkt gerichtete Wahrnehmung: (z.B. Nasenspitze bei Einatmung oder Nervenimpuls, wenn Zeigefinger auf Daumen presst).
2. *Linear Awareness:* Auf eine Linie (Spannung in einer Körperseite wie Rumpf rechts, oder der Ring am Naseneingang, oder eine Linie auf der Handinnenfläche) gerichtetes Wahrnehmen.
3. *Surface Awareness:* Eine ganze Fläche erspüren oder wahrnehmen (z.B. gesamter Rücken oder Innenfläche der Nase, des Gaumens oder der Luftröhre).
4. *3D-Awareness:* Erspüren eines Raumes wie z.B. gefülltes Lungenvolumen.
5. *Group Awareness:* Wahrnehmungen innerhalb einer Gruppe, verstärkender Effekt durch Praktizieren in einer Gruppe, hier auch Verstärkung durch Resonanzen.
6. *Global-, Cosmic-, Universal-Awareness:* Eins werden mit der Schöpfung, dem Universum, dem alles Umfassenden.

PET - Pranic Energisation Technique

(Arbeiten mit *Vyana–Prana*, der Lebensenergie)

Wenn alle diese vorgenannten Techniken verstanden sind und beherrscht werden, sind wir gerüstet für das Erwecken, Nachspüren und Verteilen von *Vyana Prana*.

Prana ist hierbei die Lebensenergie, aus der nach der Sicht der alten Yoga-Wissenschaften alles Leben entstand, die alles Leben erst möglich macht und deren bewusstes Erleben im Laufe der Zeiten und speziell im Westen leider verloren gegangen ist. Das Prana, das auf der Körperoberfläche spürbar ist, wird *Vyana* genannt, es durchdringt aber gleichzeitig den gesamten Körper zu jeder Zeit und kann über den Atem und Geist überall hin gesendet werden, sogar zu anderen Personen. Im Kopfbereich ist dies Prana, im Brustbereich *Samana*, im Unterbauch *Apana* und entlang der Wirbelsäule *Kundalini* oder *Udana.*

Es sind dies alles Manifestationen des Prana, der Lebensenergie, die in China oder Japan *Chi* oder *Gi* genannt wird. Inzwischen wird die Existenz einer solchen Energie auch in der westlichen Welt nicht mehr bestritten, in der Akupunktur selbst bis hin zu Narkosen bei Operationen angewandt. Reiki, Reflextherapien und vieles mehr sind Anwendungen unter Einsatz dieser Energie, die wir mit jedem Atemzug zu uns nehmen, die unendlich ist und die durch unseren ruhig gestellten Geist nutzbar gemacht werden kann, zu Reinigung, Heilung und zur Auslösung nötiger metabolischer Prozesse, wenn es darum geht, untergegangenes Zellmaterial neu zu erschaffen.
(anabolisch=Zellerschaffung, katabolisch=Zelluntergang)

Mit funktionalen Kernspin-Aufnahmen ist es inzwischen gelungen, die Wirkungsweise dieser Techniken auf ganz besonders neuronale Zellerneuerung (Nachweis der Neuroplastizität, der Tatsache, dass auch Hirn- und Nervenzellen sich wieder neu bilden können, was bis vor wenigen Jahren noch als undenkbar erschien), Immunstärkung, Beeinflussung von hormonellen Vorgängen und anderen Wechselwirkungen sichtbar zu machen.

Viele unglaubliche Heilerfolge, die ich während meiner Aufenthalte in Indien erleben konnte, sprechen hierzu ihre eigene Sprache. Über eine dieser Absonderlichkeiten möchte ich an dieser Stelle kurz berichten:

Ich hatte einen älteren Herrn als Tischnachbarn bei den Mahlzeiten, der drei Jahre zuvor mit einem nicht mehr operablen Kehlkopfkarzinom nach Prashanti gekommen war. Ohne Strahlen- oder Chemotherapie war er nach kurzer Zeit frei von jedem Tumor.

Der Kernspin wollte einfach den Tumor nicht mehr finden. Die ihm zuvor prognostizierte Restlebenserwartung von drei Monaten war inzwischen auf über drei Jahre angewachsen. Er lachte immer, wenn ich ihn traf, auch ein halbes Jahr später wieder, und er sagte immer zu mir: „Sir Oskar" (er nannte mich immer Sir Oskar, was irgendwie lieb klang)

"What you have to do is:
You have to get mastery over your mind.
That's all."

Meditationen

Unser im Westen gebräuchliches Wort "Meditation" kommt aus dem Lateinischen und bedeutet "nachsinnen". Meditation (von lateinisch *meditatio* ist abgeleitet vom Verb *meditari* („nachdenken, nachsinnen") und ist verwandt mit dem lateinischen Begriff für Heilen *(mederi)* und der Heilkunst *(medicina)*. Dies weist klar und deutlich darauf hin, dass mit Meditation immer auch Heilen, Gesunden - sei es nun an Körper, an Geist oder Seele - verknüpft war und ist.

In allen großen Weltreligionen finden sich Formen und Techniken der Meditation.

Wenn nun in den meisten religiösen Praktiken das Nachsinnen über Geist, Seele, Gott, Schöpfung und über das Selbst als Teil der Schöpfung im Vordergrund stand, und eben auch das Heilen von Seele und Geist, sind die Synergien auch auf körperlicher Ebene der Wissenschaft des Yoga zu verdanken.

Wie bereits zuvor erläutert, ist dies dem gezeigten Bild des Menschen im Yoga geschuldet, der den Menschen in seinen fünf Ebenen oder Körpern (*Koshas*) sieht und dabei zur Erkenntnis gelangt, dass alle diese Ebenen oder Körper ineinander greifen, aufeinander wirken und miteinander korrespondieren.

Dieser holistische, ganzheitliche Ansatz findet nun seit einigen Jahrzehnten immer mehr Beachtung, auch in der westlichen Medizin, wie zum Beispiel die Varianten der „clinical meditation" an vielen renommierten Kliniken zeigen.

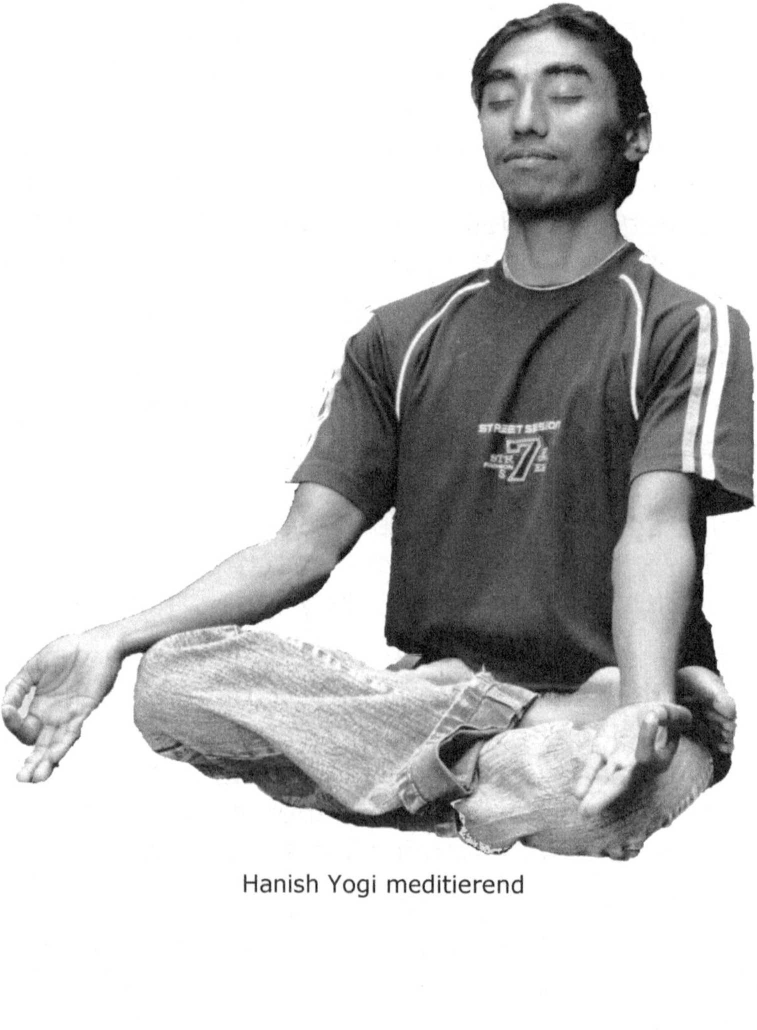

Hanish Yogi meditierend

MSRT - Mind Sound Resonance Technique

Hierbei handelt es sich um Techniken, die Grundelemente aus achtsamkeitsorientierter Arbeit, Tiefenentspannung und meditativen Formen ganzheitlich verknüpfen.

Im Zentrum stehen bestimmte Klänge und Mantren, die entsprechend dem vedischen Verständnis sowohl als Klanglaut (*ahata*) als auch als geistiger Klang (*anahata*) ihre heilende Wirkung auch auf zellulärer Ebene entfalten sollen.

Ihren Ursprung haben sie sicherlich in den Konzepten der Urklangtherapien.

Gerade mit diesen Techniken werden in indischen ganzheitlich orientierten Heilverfahren erstaunliche Erfolge in den Bereichen aller immun-beeinflussten Krankheiten erzielt (Tumorerkrankungen, Autoimmunerkrankungen wie MS, ALS, Aids oder Parkinson).

Aber auch im Bereich seelischer Erkrankungen wie Depressionen, Angst- und Panikerkrankungen, CFS, Fatigue oder im Bereich der Suchterkrankungen finden diese Techniken immer mehr Anwendung.

IV. Übungsanleitungen

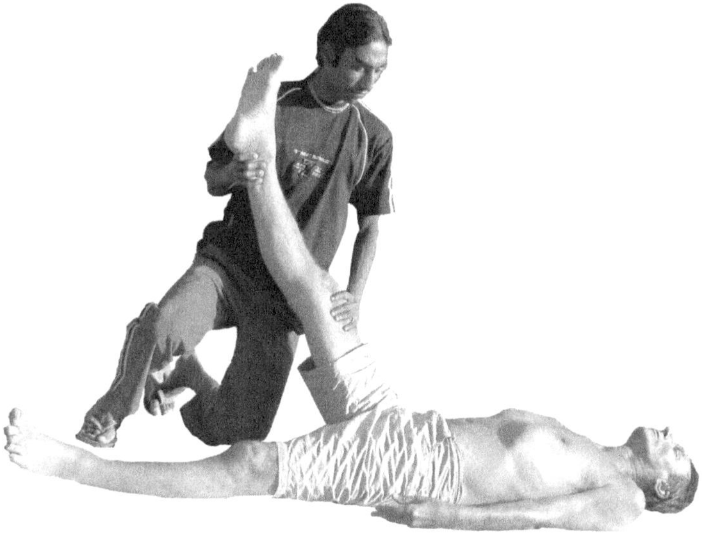

1. Körperübungen – Asanas

Die Übungen sind hier so aufgebaut, dass sie in jedem gesundheitlichen Zustand ausführbar sind. Es werden immer auch Varianten angeboten, die man ebenso auf einem Stuhl oder im Rollstuhl sitzend oder sogar im Bett liegend ausführen kann.

Grundsätzlich sollten im *Raja Yoga* und für die Vorbereitung zu *PET, Meditation* oder *MSRT* alle Übungen sehr langsam und mit viel Achtsamkeit auf die sich einstellenden körperlichen Empfindungen (Anspannung, Entspannung, Leichtigkeit, Schwere, Kribbeln, Wärme etc.) ausgeführt werden.

Alle Bewegungen, die immer einen Gang in Anspannung (*tension*) und einen Weg zurück in Entspannung haben, sollten dabei stets mit einem ebenso bewussten, langsamen und tiefen Atmen und der Wahrnehmung des Atemflusses, der Tiefe des Atems, der Kühle beim Einatmen (zuerst an Nasenspitze, Naseneingang und Naseninnerem und bei mehr Erfahrung und Tiefe auch über Gaumen, Rachen, Kehlkopf, Luftröhre, Bronchien und bis zur Lunge) und der Wärme des Ausatmens an gleichen Stellen ausgeführt werden.

Der gesamte Atemvorgang findet nur über die Nase statt. Der Mund ist immer geschlossen.

Auch sollte hier schon *Khumbaka* mit eingeübt werden. Unter Khumbaka versteht man im Yoga allgemein das Atemverhalten (neben *Puraka* = Einatmen und *Rechaka* = Ausatmen). Während nun in vielen Yoga-Schulen auf z.T. extremes Atemanhalten trainiert wird, wendet man dies im Raja Yoga so nicht an.

Khumbaka bedeutet hier nur, den Moment, an dem das Einatmen oder Ausatmen sich in immer kleiner werdenden Portionen marginal dem Scheitelpunkt nähert, achtsam zu erfahren und für einen kurzen Augenblick den Moment der Fülle oder Leere zu spüren, wahrzunehmen, zu genießen. Es stellt sich dann schon während der Asanas ein unendliches Gefühl der Ruhe ein.

Normalerweise erfolgt dabei das Ausatmen in die *tension* hinein, so dass man bei mehreren Wiederholungen immer tiefer und weiter in diese Bewegung und Spannung hineinkommt. Auch sollte man bemüht sein, das Ausatmen etwa doppelt so lange zu gestalten wie das Einatmen.

Sehr hilfreich ist es auch, die Übungen, den Bewegungsfluss, die Veränderungen geistig zu durchlaufen, um alles tiefer ins Bewusstsein zu bringen.

Sollte man bestimmte Übungen körperlich nicht machen können, so können diese Übungen geistig durchgespielt werden. Man kann sich in dem Fall den Ablauf und das, was man eventuell spüren könnte, vorstellen, imaginieren, visualisieren.

Alle Übungen sind möglichst einfach gehalten und so angelegt, dass diese eben auch für Menschen mit Behinderungen aller Art, auch im Rollstuhl oder auf dem Stuhl sitzend, ausgeführt werden können.

Die Asanas dienen uns hier nicht dazu, körperliche Meisterschaften zu erreichen, sondern um den Fluss zwischen Körper, Atem, Geist zu vertiefen.

Erhöhe deine Achtsamkeit und spüre am Ende jeder Übung den Veränderungen im jeweiligen Körperbereich nach, der Wärme, dem Kribbeln, den nervlichen Impulsen, die sich einstellen können.

Halte, wenn möglich, bei allen Übungen die Augen geschlossen, um die Achtsamkeit zu erhöhen.

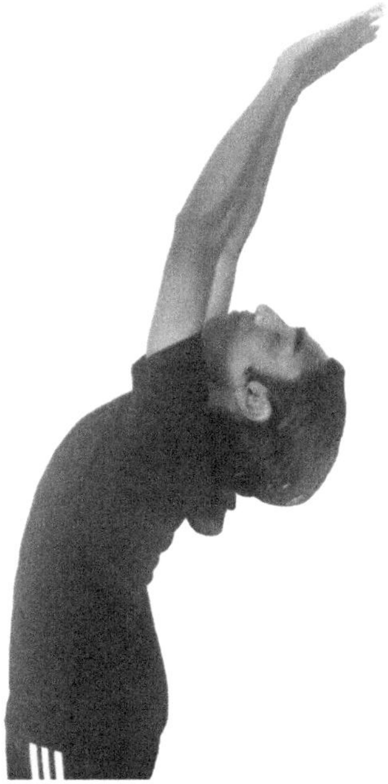

1.1. Übungen für den Rumpf

1.1.1. Rumpf beugen vorwärts und rückwärts

Stehe aufrecht und locker, Beine leicht auseinander, Arme seitwärts am Körper. Spüre deine Verbundenheit mit dem Boden, der Erde oder sitze aufrecht und bequem auf deinem Stuhl.

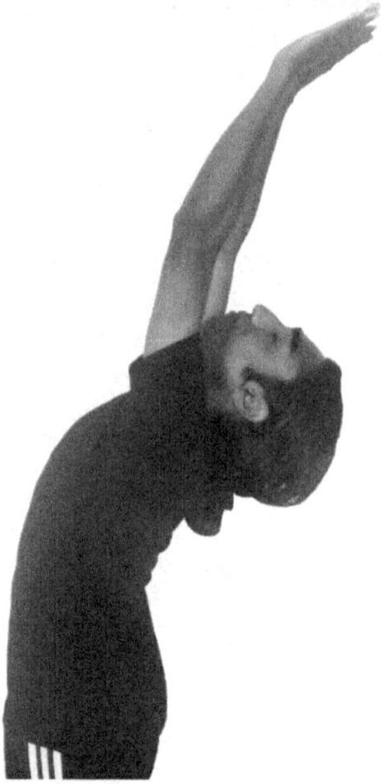

Atme tief und bewusst ein, nimm dabei die Arme hoch über den Kopf und beuge den Rücken nach hinten so weit es geht, bis du mit dem Einatmen fertig bist.

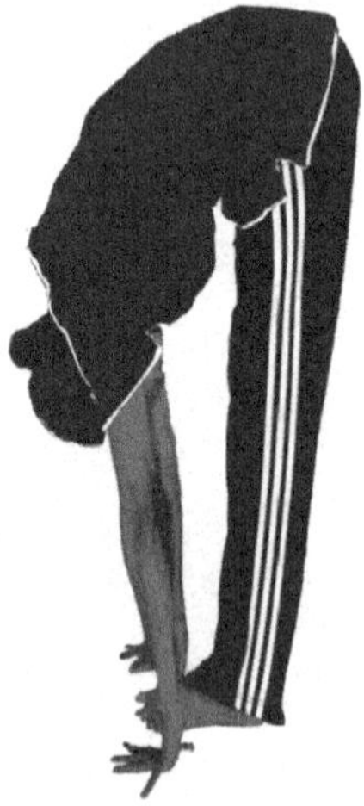

Atme dann langsam aus, während du dich nach vorne unten beugst, so weit du mit durchgestreckten Beinen kommst. Genieße den Moment der tiefen Ruhe, wenn du ganz unten angekommen bist und der Atemfluss zum Stillstand gekommen ist.

Atme wieder tief und ruhig ein, gehe während des Einatmens hoch nach oben und beuge den Rumpf so weit nach hinten, wie es ohne Anstrengung möglich ist, bis das Einatmen fertig ist.

Verharre beim letzten Mal ein paar Atemzüge in der Position, in der der Rumpf auf den Oberschenkeln aufliegt. Genieße die Ruhe, die Veränderungen, die feinen nervlichen Impulse.

Wiederhole dies zumindest 3-mal.

Auf einem Stuhl oder im Rollstuhl ist diese Übung genauso durchführbar, nur eben im Sitzen.

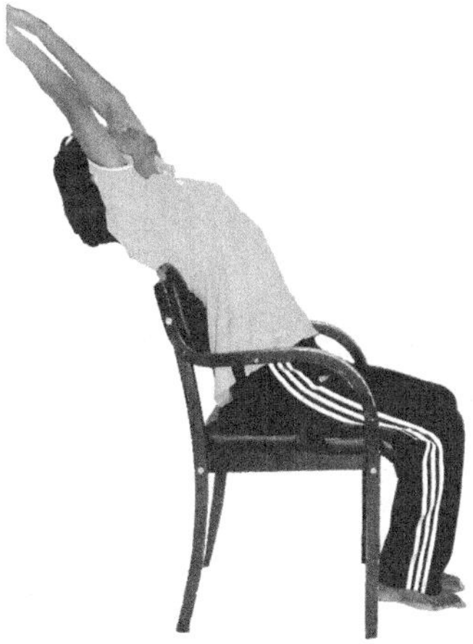

Beuge dich zurück, so weit es irgendwie geht, während du einatmest.

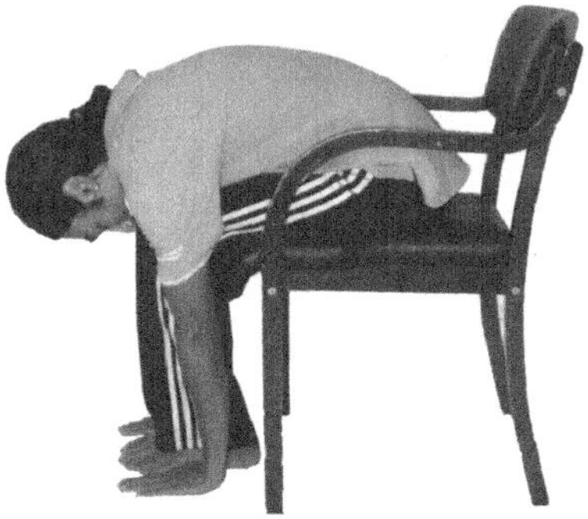

Beuge dich beim Ausatmen vor, bis die Brust auf den Oberschenkeln aufliegt. Die Arme sinken so weit wie möglich zum Boden.

1.1.2. Rumpf seitwärts drehen

Stehe aufrecht und locker oder sitze locker, aufrecht, entspannt. Beine leicht auseinander. Spüre deine Verbundenheit mit dem Boden, der Erde. Die Augen sind geschlossen.

Lege Hände und Unterarme auf der Brust ab.

Atme tief und bewusst ein, atme dann langsam aus, während du den rechten Arm zusammen mit dem ganzen Rumpf nach rechts drehst so weit es geht.

Genieße den Moment der tiefen Ruhe, wenn du ganz rechts hinten angekommen bist und der Atemfluss zum Stillstand gekommen ist.

Atme dann wieder ruhig, langsam und tief ein bis zur Ausgangsposition. Rechter Arm und rechte Hand liegen nun wieder zusammen mit dem linken Arm und der linken Hand auf der Brust ab.

Atme langsam aus und führe dieselbe Bewegung nach links aus, während du den linken Arm zusammen mit dem ganzen Rumpf nach links drehst.

Atme dann wieder ruhig, langsam und tief ein bis zur Ausgangsposition. Linker Arm und linke Hand liegen nun wieder zusammen mit dem rechten Arm und der rechten Hand auf der Brust ab.

Wiederhole dies zumindest 3-mal nach jeder Seite.

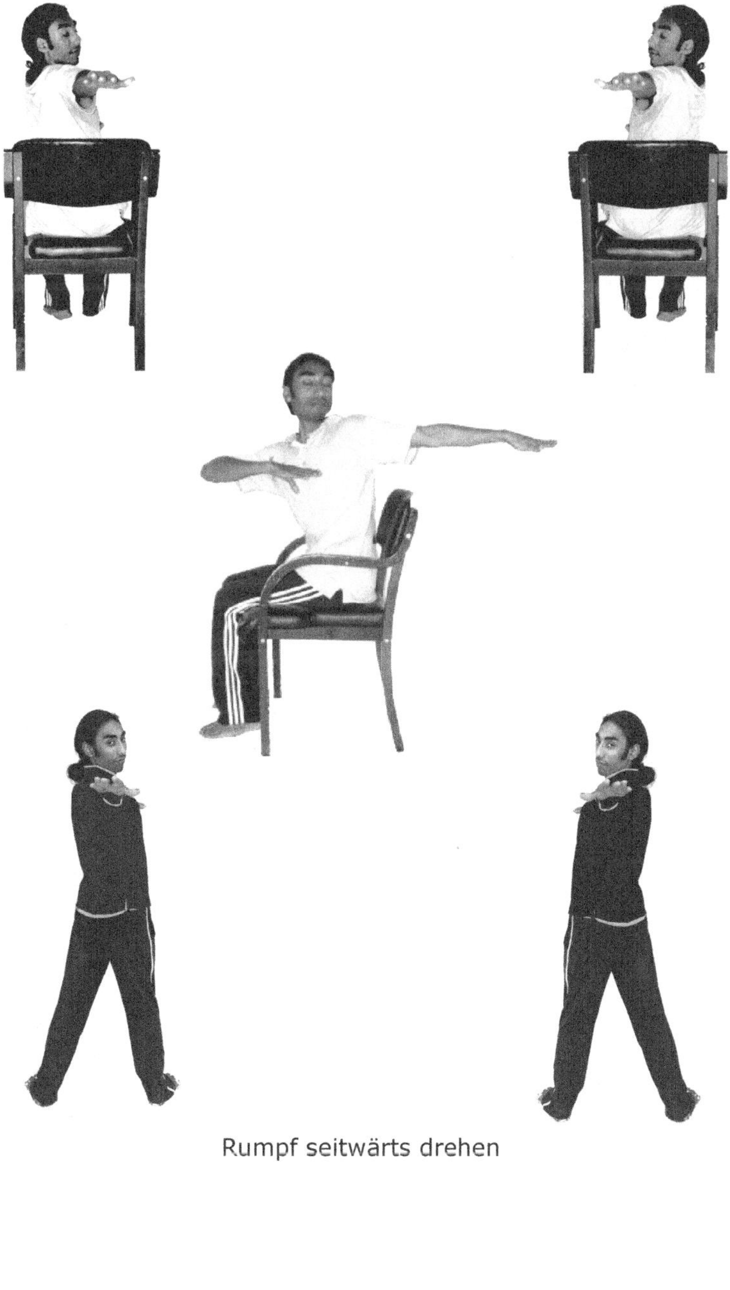

Rumpf seitwärts drehen

1.1.3. Rumpf seitwärts beugen

Stehe aufrecht, entspannt oder sitze aufrecht locker und entspannt. Arme hängen am Körper locker herab.

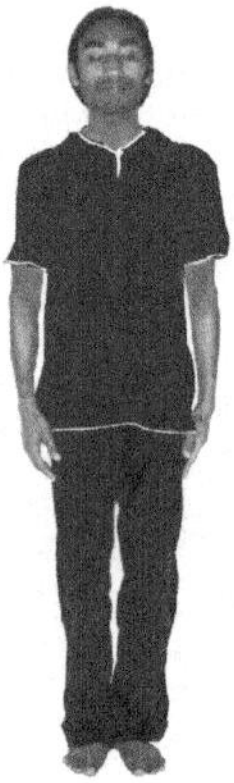

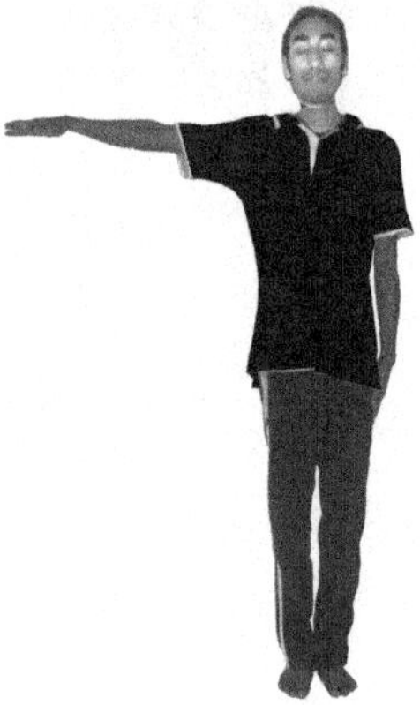

Hebe nun den rechten Arm seitwärts, während du einatmest, bis er in der Waagerechten ist. Die Handflächen zeigen dabei nach unten.

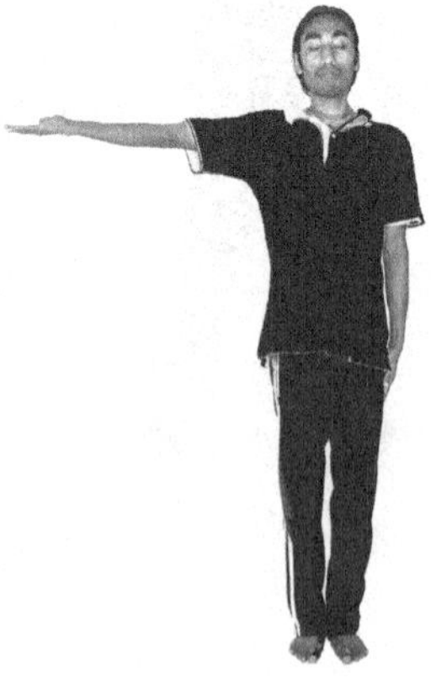

Atme aus und drehe dabei den Arm so, dass die Handflächen nach oben zeigen.

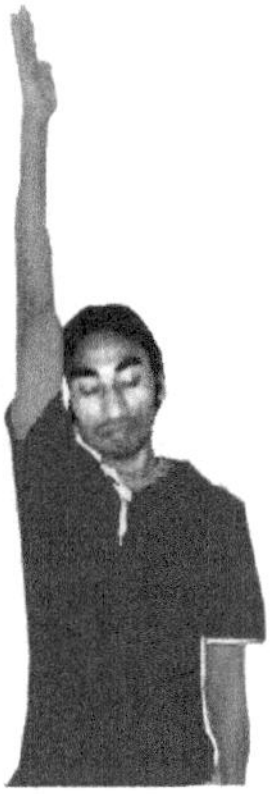

Atme wieder ein und hebe den Arm weiter, bis er in der Senkrechten ist. Idealerweise berührt der Oberarm das Ohr.

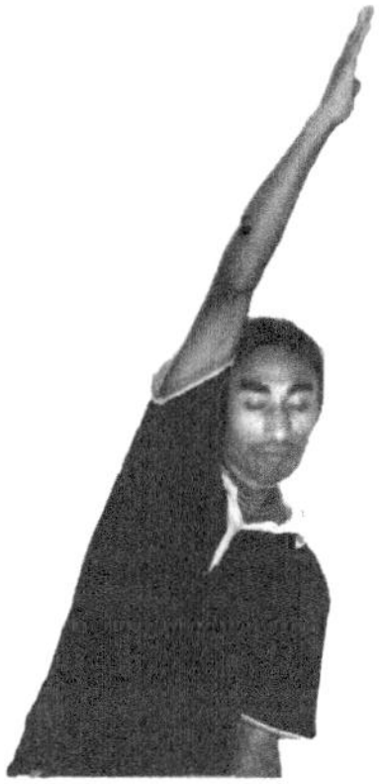

Atme aus und kippe den ganzen Oberkörper/Rumpf zusammen mit dem gestreckten Arm nach links soweit es geht und atme dabei aus. Halte die Spannung eine Zeit aufrecht, atme ruhig weiter ein und aus.

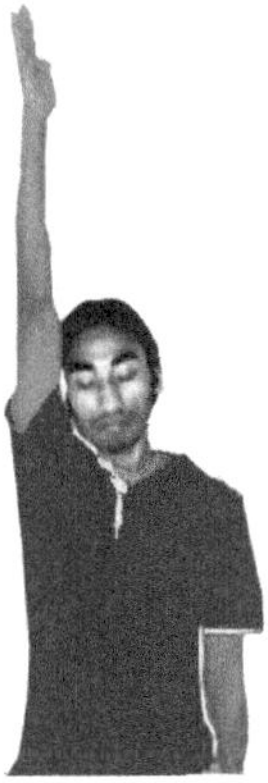

Atme wieder tief ein und gehe mit Rumpf und Arm zurück in die senkrechte Position. Strecke den Arm einmal ganz nach oben durch, während du ein- und ausatmest.

Strecke – strecke - strecke.

Atme aus und gehe mit dem Arm in die Waagerechte zurück. Die Handflächen zeigen noch nach oben.

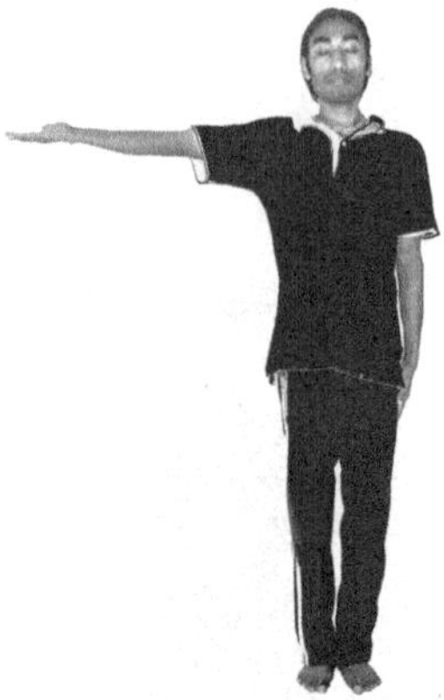

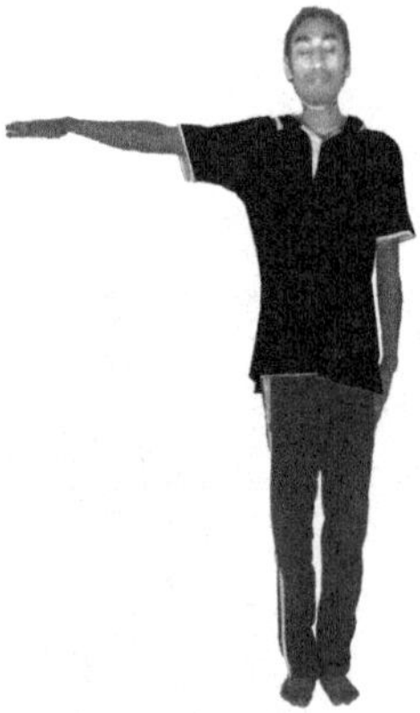

Atme ein
und drehe den Arm,
so dass die Handflächen
wieder nach unten zeigen.

Atme aus und gehe mit dem Arm wieder ganz nach unten in die Ausgangsposition. Lass den Arm ganz locker hängen. Atme ein paar mal ruhig ein und aus und spüre die vielen nervlichen Impulse und die Wärme im ganzen Arm, von den Händen bis zum Schultergelenk und im ganzen rechten äußeren Rumpf. Führe denselben Ablauf nun mit der linken Seite aus.

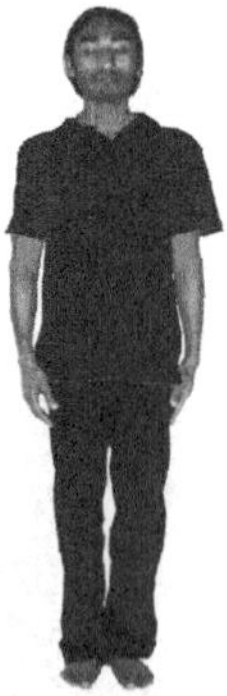

Wiederhole dies 3-mal mit jeder Seite.

Achte darauf, dass der ganze Bewegungsablauf langsam, ruhig und mit tiefem, ruhigem Atem koordiniert abläuft.

Im Sitzen natürlich genauso leicht ausführbar.

Atme ein und hebe,
atme aus und drehe,
atme ein und hebe,
atme aus und beuge,
atme ein und aus und halte,
atme ein und hebe,
atme aus und ein und strecke,
atme aus und senke,
atme ein und drehe,
atme aus und senke in die Entspannung.

1.2. Übungen für den Kopf und Halsbereich

1.2.1. Kopf drehen

Sitze in einer möglichst aufrechten Haltung, im Lotossitz oder in einem Rollstuhl oder auf Stuhl oder Bett. Kopf und Hals aufrecht, Augen geschlossen.

Atme tief und ruhig durch die Nase ein. Atme nun aus, während du den Kopf langsam nach rechts drehst, so weit es geht.

Genieße den Moment, wo das Ausatmen zum Stillstand kommt, atme dann wieder langsam, ruhig, tief ein und gehe mit dem Kopf zurück bis zur Ausgangsposition in der Mitte.

Atme wieder aus und drehe den Kopf langsam nach links.

Versuche bei jeder erneuten Drehung immer weiter in die Drehung zu kommen.

Spüre auch hier wieder dem Gefühl nach, wenn das Einatmen zum Stillstand gekommen ist. Schärfe so schon jetzt deine Achtsamkeit.

Atme nun wieder langsam aus und drehe den Kopf auf die andere Seite.

Wiederhole den Vorgang zumindest 3-mal auf beiden Seiten.

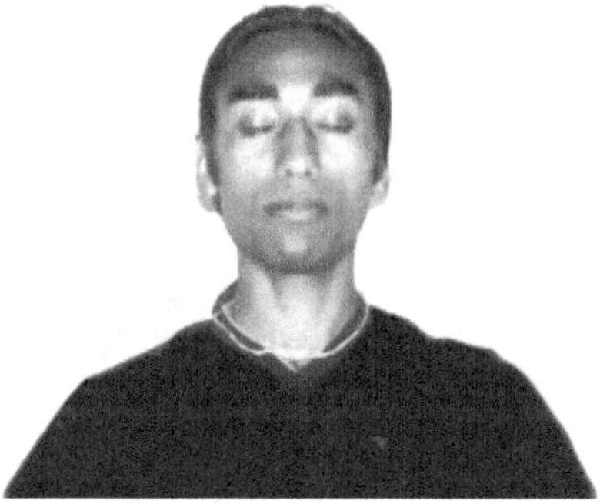

Einatmen

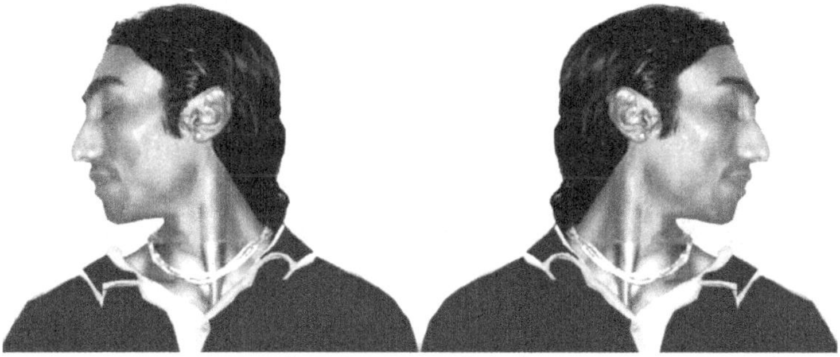

Ausatmen und drehen

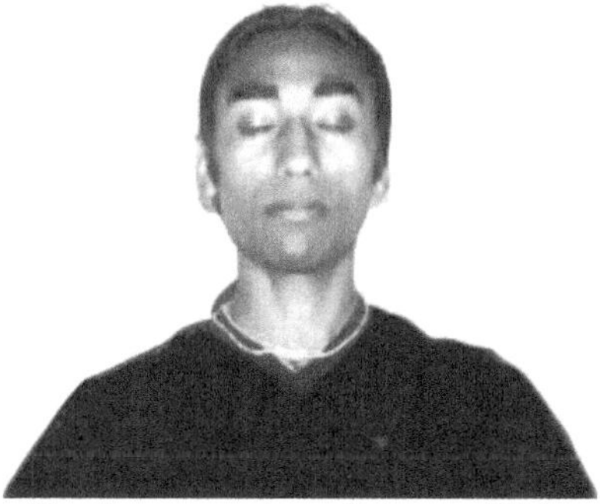

Einatmen und zurück zur Mitte

1.2.2. Kopf vor und zurück beugen

Sitze in einer möglichst aufrechten Haltung, im Lotossitz oder in deinem Rollstuhl oder auf Stuhl oder Bett. Kopf und Hals aufrecht, Augen geschlossen.

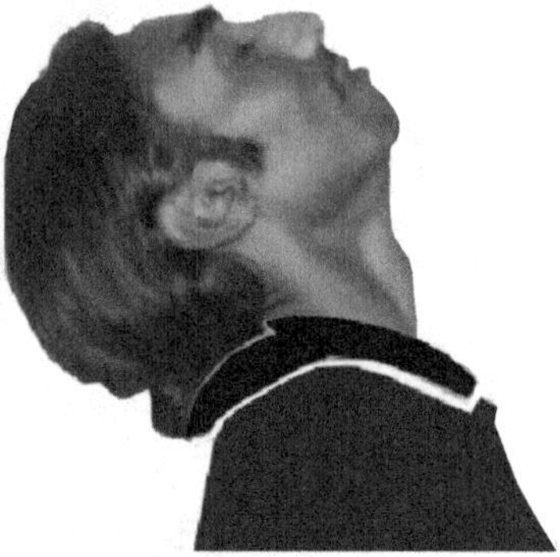

Atme tief und ruhig durch die Nase ein, während du den Kopf und Hals so weit wie möglich nach hinten beugst. Spüre den Moment, wenn das Einatmen zum Stillstand gekommen ist und du so weit wie möglich nach hinten mit dem Kopf gelangt bist.

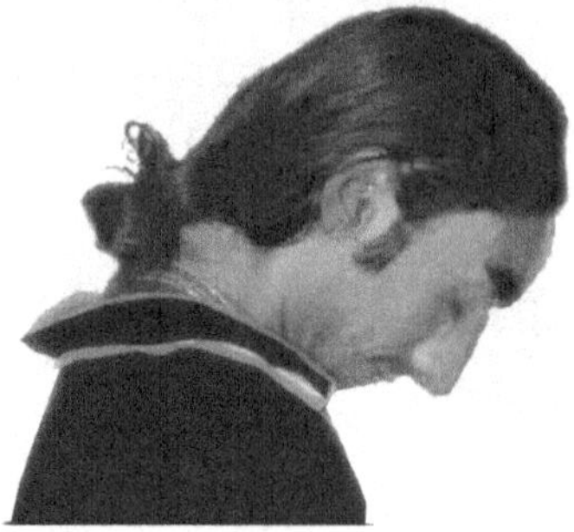

Atme dann wieder langsam, ruhig, tief aus und beuge den Kopf und Hals so weit nach vorne, wie es eben nur geht, am besten so weit, dass das Kinn auf Brust oder Schlüsselbein aufliegt. Versuche bei jeder erneuten Hebung und Senkung immer weiter in diese Positionen zu kommen. Spüre auch hier wieder dem Gefühl nach, wenn das Einatmen zum Stillstand gekommen ist, schärfe so schon jetzt deine Achtsamkeit. Beobachte wie du immer ruhiger und entspannter wirst.

Atme nun wieder langsam ein und beuge Kopf und Hals wieder so weit wie möglich nach hinten.

Wiederhole den Vorgang zumindest 3-mal.

1.2.3. Kopf kreisen

Sitze in einer möglichst aufrechten Haltung, im Lotossitz oder in deinem Rollstuhl oder auf Stuhl oder Bett. Kopf und Hals aufrecht, Augen geschlossen.

Atme tief und ruhig durch die Nase ein, während du den Kopf nach hinten beugst.

Atme nun aus, während du den Kopf über die äußere Schulter nach rechts unten drehst. Genieße den Moment, wo das Ausatmen zum Stillstand kommt. Atme vom tiefsten Punkt an wieder ein und drehe den Kopf in einem Halbkreis über die linke äußere Schulter nach oben, so weit es geht.

Wiederhole diese Kreisbewegung zumindest 5-mal in beide Richtungen.

Versuche auch hier einen langsamen, zwischen Atem und Bewegung koordinierten Rhythmus zu erreichen.

Atme ein und beuge nach hinten, atme aus und rolle seitwärts im Halbkreis nach unten, bis das Kinn auf Brust oder Schlüsselbein liegt.

Genieße Ruhe und Stille. Atme ein und drehe den Kopf im Halbkreis wieder nach oben hinten.

Genieße Ruhe und Stille.

1.3. Übungen für Finger, Hände, Arme

1.3.1. Finger/Hände heben und senken

Stehe oder sitze aufrecht. Hebe die Arme gestreckt langsam vor den Körper, so dass sie in der Waagerechten sind, die Handflächen zeigen nach unten.

Atme dabei langsam tief ein und aus.

Atme ein und beuge die Finger/Hände nach oben.

Spüre den Moment, in dem der Atem zum Stillstand kommt.

Atme aus und entspanne die Finger, lass sie locker nach unten kippen.

Wiederhole dies zumindest 3-mal.

Arme bleiben während aller Handübungen gestreckt, oben, waagerecht.

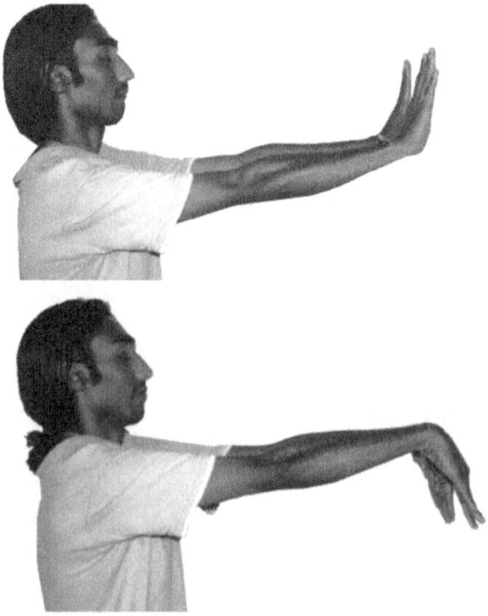

Einatmen, Hände heben, ausatmen, Hände senken.
Alternativ auch mit den Fäusten ausführbar

1.3.2. Finger spreizen und schließen

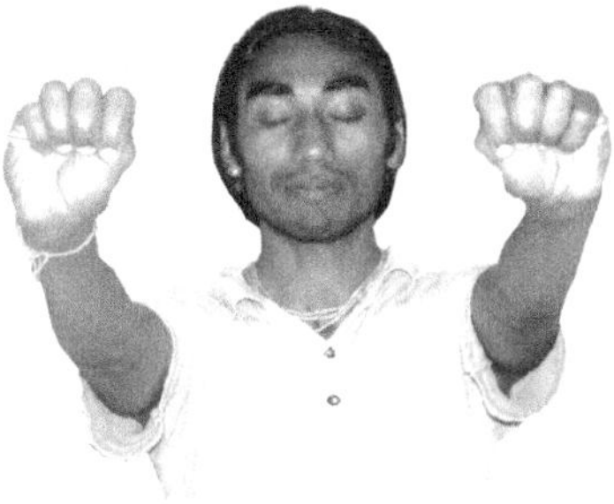

Stehe oder sitze aufrecht. Hebe die Arme gestreckt langsam vor den Körper, so dass sie in der Waagerechten sind. Handflächen sind gestreckt geschlossen oder zur Faust geformt.

Atme dabei langsam tief ein und aus.

Atme tief ein und spreize die Finger. Atme aus und führe sie wieder locker und entspannt zusammen.

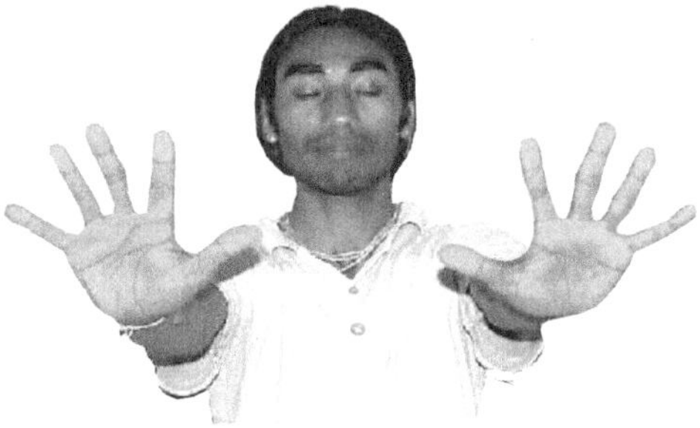

Alternativ aus geschlossener, gestreckter Hand heraus spreizen.

Richte auch hier deine Aufmerksamkeit auf den langsamen Fluss der Bewegungen und auf die Momente des Endes des Ein- bzw. des Ausatmens. Spüre die feinen Impulse.

Wiederhole dies zumindest 3-mal.

1.3.3. Arme heben und senken

Stehe oder sitze aufrecht. Hebe die Arme gestreckt langsam vor den Körper, so dass sie in der Waagerechten sind. Handflächen zeigen nach oben. Atme dabei langsam tief ein und aus.

Beuge die Unterarme nach oben/hinten, während du tief einatmest, bis die Hände auf die Schultern zu liegen kommen. Atme aus und lass die Arme wieder nach unten in die Waagerechte kippen.

Richte auch hier deine Aufmerksamkeit auf den langsamen Fluss der Bewegungen und auf die Momente des Endes des Ein- bzw. des Ausatmens.

Alternativ auch mit geballter Faust oder in Seitwärtsbewegung ausführbar.

Wiederhole dies zumindest 5-mal.

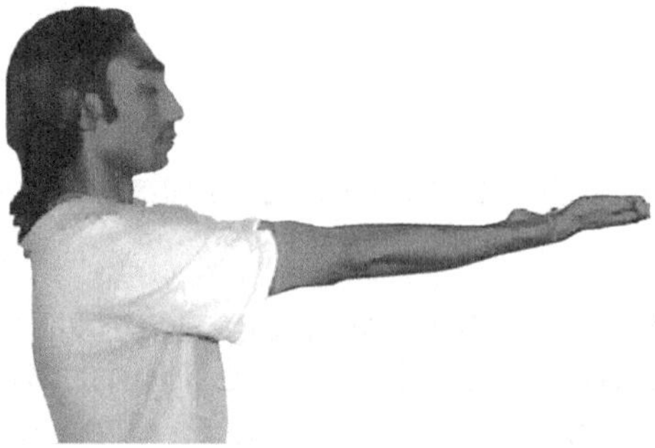

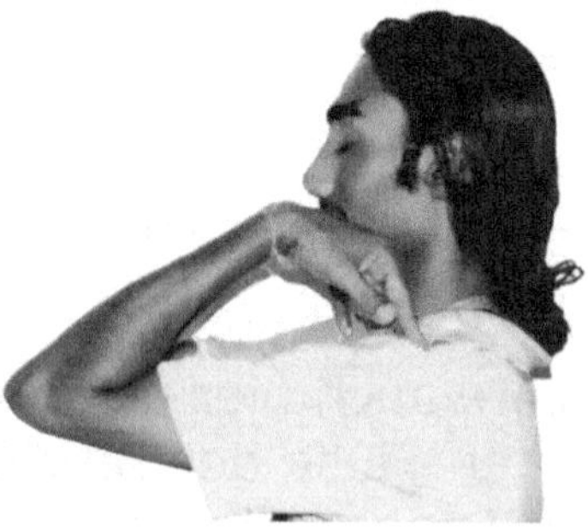

1. Ausgangsposition

2. Einatmen
Arme zur Schulter heben

3. Ausatmen, zurück in Ausgangsposition

Alternativ auch seitwärts

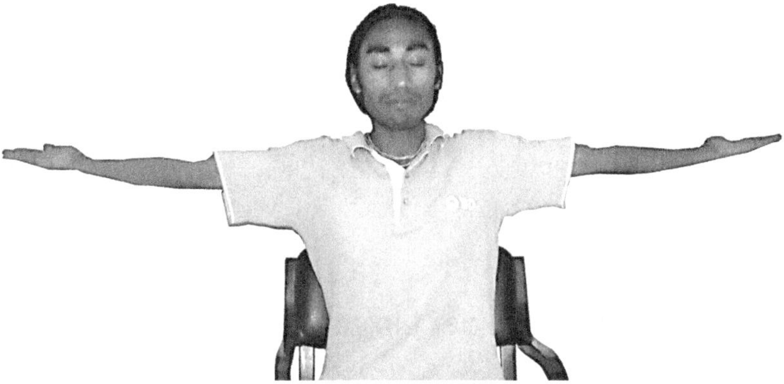

Ausgangsposition

Einatmen, Arme zur Schulter anheben

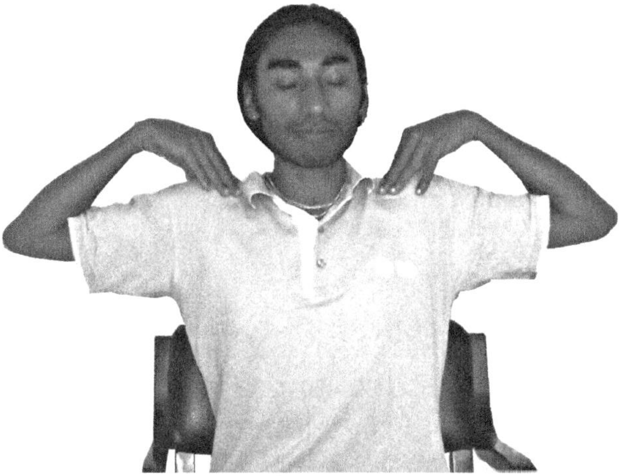

Ausatmen, zurück in Ausgangsposition

1.3.4. Arme drehen

Stehe oder sitze aufrecht.

Hebe die Arme gestreckt langsam vor den Körper, so dass sie in der Waagerechten sind. Handflächen zeigen nach unten.

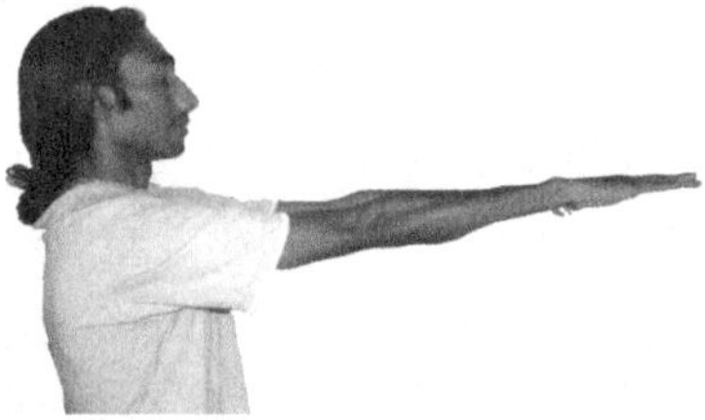

Atme dabei langsam tief ein und aus.

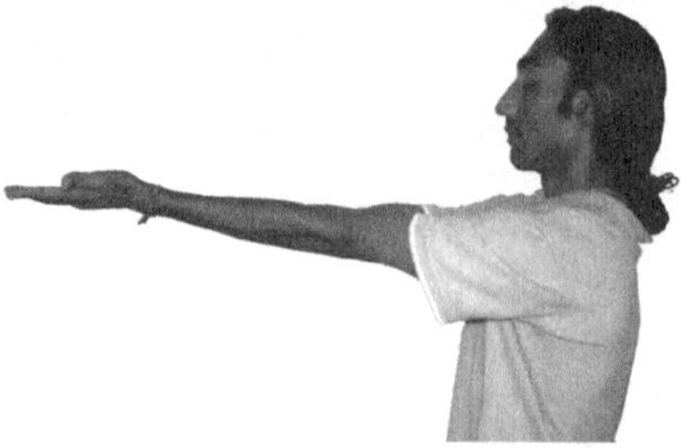

Atme ein und drehe den ganzen Arm langsam so, dass die Handflächen nach oben zeigen. Verharre, genieße.

Atme aus und drehe die Arme zurück, so dass die Handflächen wieder nach unten zeigen.

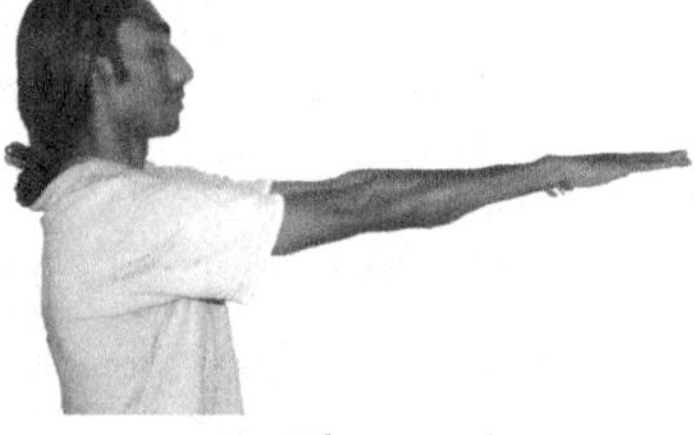

Richte deine Aufmerksamkeit auf den langsamen Fluss der Bewegungen und auf die Momente des Endes des Ein- bzw. des Ausatmens.

Wiederhole dies zumindest 3-mal.

1.3.5. Schulter heben

Stehe oder sitze aufrecht. Kopf und Hals aufrecht, Augen geschlossen.

Atme tief und ruhig ein, während du beide Schultern nach oben anhebst.

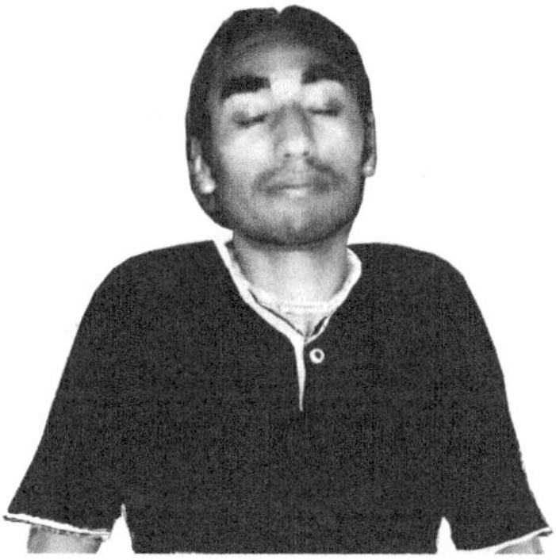

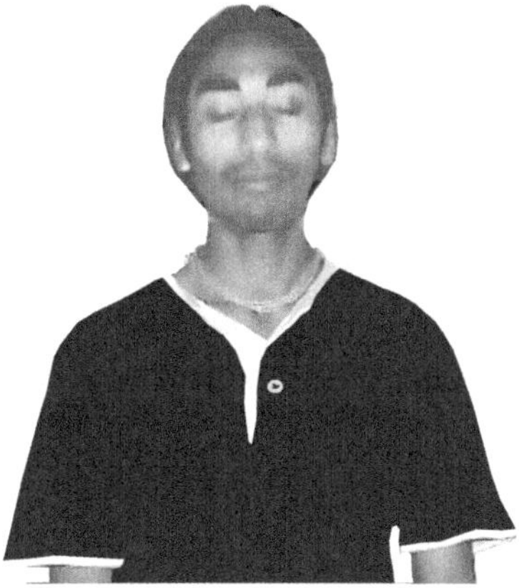

Atme aus und senke die Schultern.

Spüre den Impulsen und Spannungen im Schulter-Nackenbereich nach, wenn du anhebst.

Spüre der Entspannung und Leichtigkeit nach, wenn du die Schultern wieder gesenkt hast.

Wiederhole 3- bis 5-mal.

1.3.6. Schulter kreisen

Sitze in einer möglichst aufrechten Haltung, im Lotossitz oder in deinem Rollstuhl oder auf Stuhl oder Bett. Kopf und Hals aufrecht, Augen geschlossen.

Atme tief und ruhig durch die Nase ein, während du beide Schultern nach oben anhebst.

Atme aus und kreise die Schultern nach hinten und in einem Halbkreis nach unten. Spüre den Impulsen und Spannungen im Schulter/Nackenbereich nach, wenn du diese Rotation ausführst.

Beginne am tiefsten Punkt wieder mit der Einatmung, bewege die Schultern wieder nach oben, indem du den Kreis vervollständigst.

Spüre der Entspannung und Leichtigkeit nach, wenn du die Schultern gesenkt und gehoben hast.

Nimm die Endpunkte der Einatmung und Ausatmung (*Khumbaka*) zusammen mit den Impulsen wahr.

Vollziehe das Ganze auch gegenläufig, also anheben, senken mit Halbkreis nach vorne, anheben mit Halbkreis hinten herum.

Wiederhole 3- bis 5-mal in jeder Richtung.

1.4. Übungen für Füße und Beine

1.4.1. Füße beugen und strecken

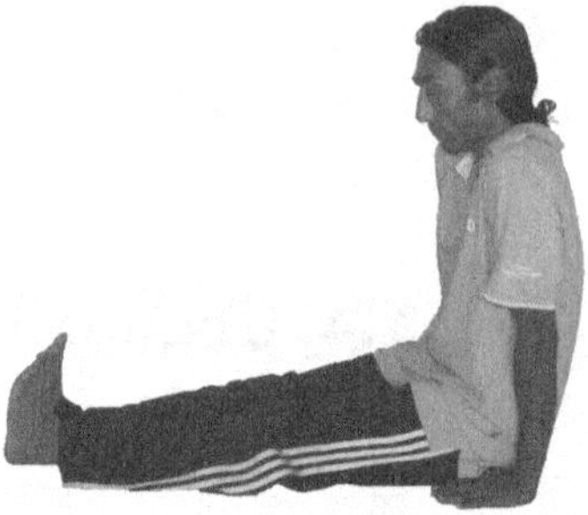

Liege entspannt auf dem Rücken oder sitze bequem in deinem Stuhl.
Oder sitze auf dem Boden, Beine nach vorne ausgestreckt, die Arme nach hinten als Stütze knapp hinter der Hüfte.
Atme ruhig und tief ein und beuge den rechten Fuß aus dem Fußgelenk nach hinten.

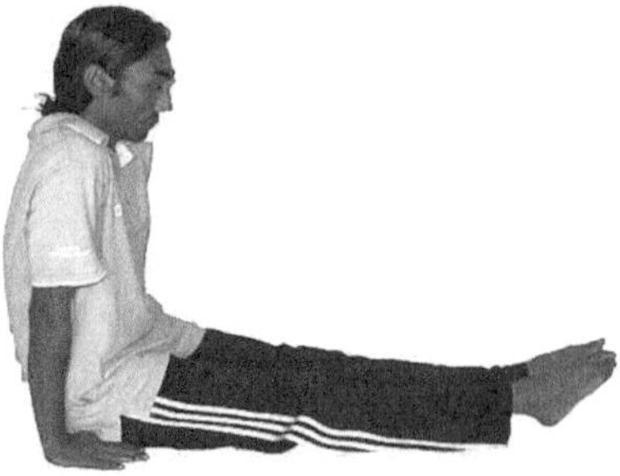

Atme aus und kippe den Fuß wieder nach vorne so weit es geht. Richte deine Aufmerksamkeit auf den langsamen Fluss der Bewegungen und auf die Momente des Endes des Ein- bzw. des Ausatmens.

Wiederhole dies mit jedem Fuß zumindest 3-mal, anschließend auch mit beiden gleichzeitig.

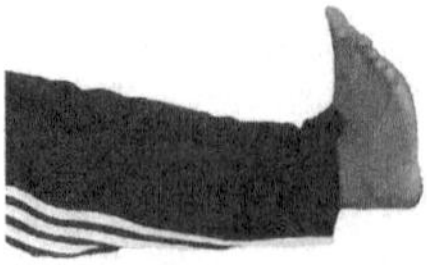

Einatmen, Fuß anbeugen

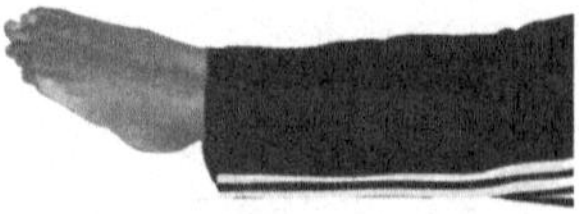

Ausatmen, Fuß strecken

1.4.2. Füße kreisen

Liege entspannt auf dem Rücken oder sitze bequem auf deinem Stuhl. Oder sitze auf dem Boden, Beine nach vorne ausgestreckt, die Arme nach hinten als Stütze knapp hinter der Hüfte.

Atme tief und ruhig ein und lasse dabei die Füße aus dem Fußgelenk heraus kreisen. Zuerst links herum, dann rechts herum.

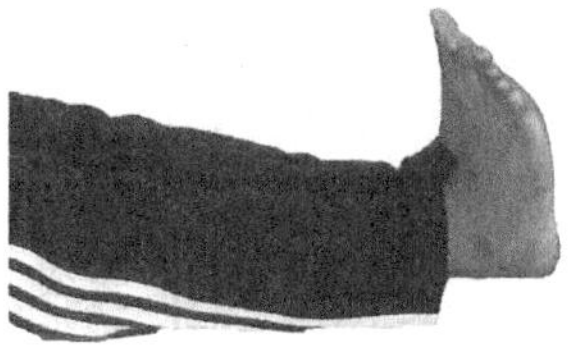

Das Einatmen ist zu Ende, wenn der Punkt erreicht ist, an dem die Füße ganz hinten oben am Scheitelpunkt angelangt sind.

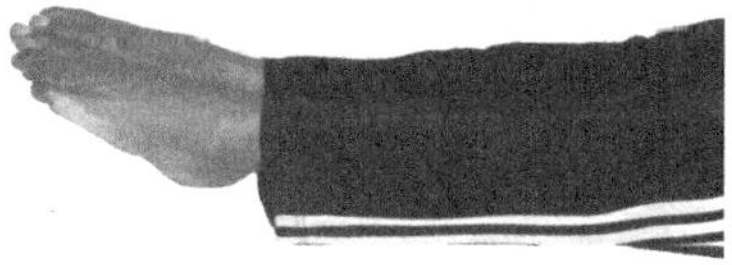

Das Ausatmen ist zu Ende, wenn der tiefste Punkt der Streckung der Füße erreicht ist. Versuche, so weit es geht einen Kreis mit den Füßen aus dem Fußgelenk heraus zu zeichnen.

Wiederhole dies mit jedem Fuß zumindest 3-mal.

Anschließend mit beiden Füßen gleichzeitig, falls dies die körperliche Konstitution zulässt.

1.4.3. Beine heben

Liege entspannt auf dem Rücken oder sitze bequem auf deinem Stuhl oder auf dem Boden, Beine nach vorne ausgestreckt, die Arme wenn nötig nach hinten als Stütze knapp hinter der Hüfte.

Atme ein und hebe das rechte gesamte Bein gestreckt so weit es geht an.

Unterstütze, wenn es anders nicht geht, indem du mit den Händen unter den Oberschenkel greifst und mit anhebst oder lass dir von Partner oder Therapeut helfen. Wiederhole dies ebenso mit dem linken Bein.

Halte und spüre ein oder zwei Atemzüge diese Anspannung.

Atme aus und senke das Bein.

Wiederhole dies mit jedem Bein 3- bis 5-mal.

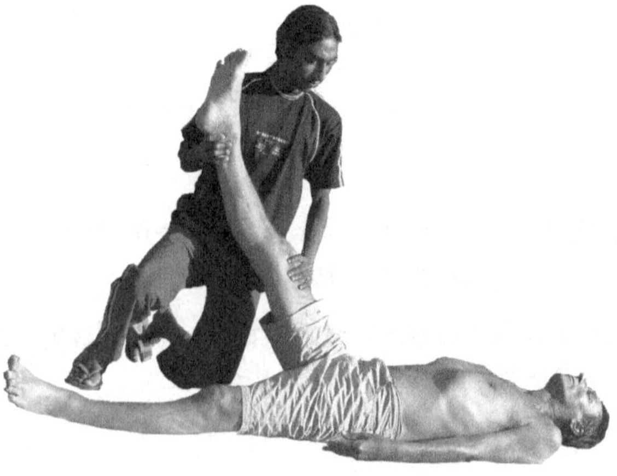

Mit Unterstützung eines Therapeuten oder des Partners

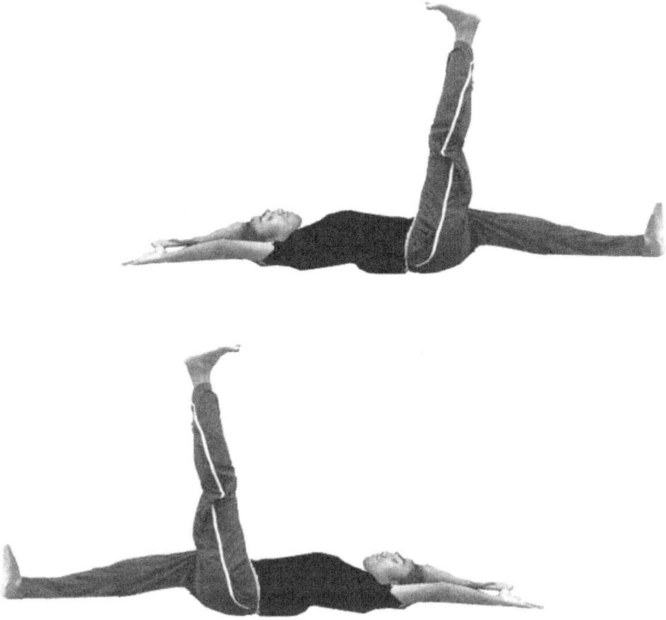

Einatmen – anheben, ausatmen – senken

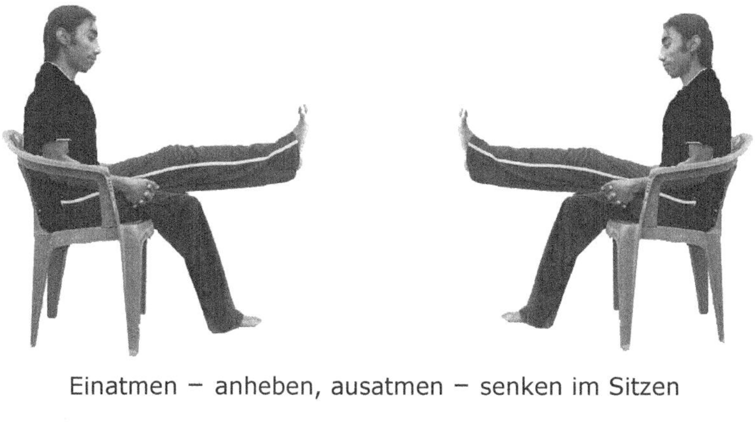

Einatmen – anheben, ausatmen – senken im Sitzen

Diese Übung lässt sich auch mit beiden Beinen gleichzeitig wiederholen, falls die Kräfte dies zulassen.

1.4.4. Beine kreisen

Liege entspannt auf dem Rücken oder sitze bequem auf deinem Stuhl, wie in 1.4.3. Atme ein und hebe das gesamte rechte Bein so weit es geht an. Atme aus und kreise mit dem Bein nach rechts außen im Halbkreis. Am tiefsten Punkt des Halbkreises ist das Ausatmen zu Ende, atme ein und hebe im Halbkreis nach links drehend wieder zum Scheitelpunkt an. Wiederhole dies mit der gleichen Drehrichtung 3-mal. Wechsle dann die Drehrichtung.

Wiederhole diese Übung mit jedem Bein 3-mal.

Auch diese Übung lässt sich, die körperliche Fähigkeit vorausgesetzt, mit beiden Beinen gleichzeitig ausführen.

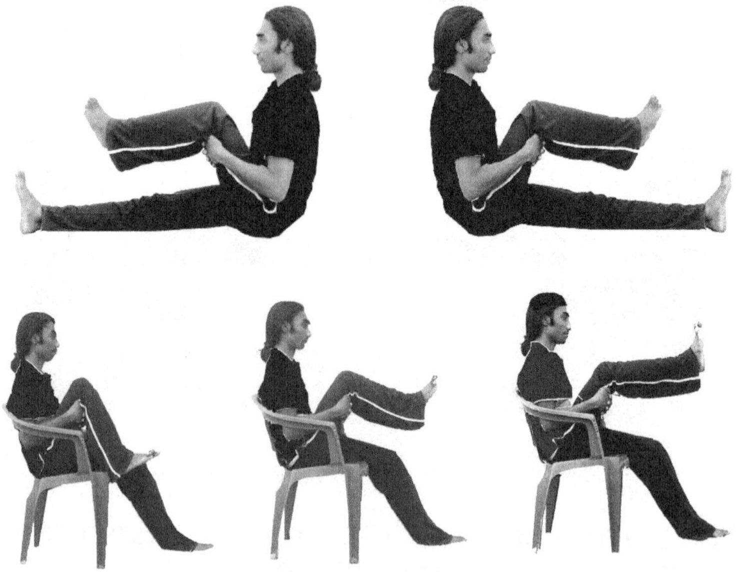

Unterstütze wenn nötig mit den Händen

1.5. Beckenbodenübung

Liege entspannt auf dem Rücken oder sitze bequem auf deinem Stuhl oder in einer bequemen Sitzposition auf dem Boden.

Atme ein paar Mal achtsam ein und aus und beobachte die Bewegungen deines Bauches.

Achte während der ganzen Übungen auf die richtige Atmung:

Einatmen – der Beckenboden ist entspannt
Ausatmen – hierbei den Beckenboden anspannen.

Atme nun tief ein, halte den Atem einige Zeit an.

Atme dann langsam aus und spanne dabei alle deine Beckenbodenmuskeln und die Muskulatur um Scheide oder Harnröhre an, zwicke die Pobacken zusammen.

Bei allen Beckenbodenübungen soll das Mitanspannen von Gesäßmuskeln, Bauchmuskeln und den Muskeln an der Innenseite der Oberschenkel vermieden werden.

Singe zur Verstärkung des Effektes wenn möglich den Resonanzlaut **U U U U U** beim Ausatmen.

Wiederhole dies zumindest 10-mal.

Diese Übung hat besonders positive Wirkung bei allen Problemen des Unterleibs, Problemen mit Blase, Harndrang, Blasenschwäche, Verdauung, Darm, Fertilität und Virilität.

2. Körper-Atem-Resonanz

Bei diesem Übungskreis werden einfache körperliche Bewegungsabläufe, ähnlich wie im vorherigen Bereich, nun zusätzlich mit noch bewussterem Atmen und mit Klanglauten, die Resonanzen in den einzelnen Körperregionen erzeugen, kombiniert.

Als Klanglaute fungieren **A, U, M, A-U-M** im gesamten, **OM**, welches im Yoga als der Urklang der gesamten Schöpfung bezeichnet wird und eigentlich aus **AUM** abzuleiten ist.

In vielen amerikanischen Kliniken verwendet man auch die Silben **one** oder **nine**.

Der Laut A ist dabei dem unteren Körper von den Zehen bis zu den Hüften, der Laut U dem mittleren Körper von den Hüften bis zum Nacken, der Laut M dem Kopf und AUM als Ganzes dem gesamten Körper zugeordnet.

OM wird meist auf der Ebene des höheren Bewusstseins, zum Beispiel als Einleitung zu Meditationen verwendet.

Wenn wir nun bestimmte Bewegungen ausführen, verwendet man die jeweiligen Laute, die der bewegten Körperregion zugeordnet sind.

Bei Füßen, Zehen, Beinen also das *AAAAA*,

bei Rumpf, Armen, Fingern, Schultern das *UUUUU,*

bei Kopf und Nacken das *MMMMM*.

2.1. Armübungen

2.1.1. Waagerecht strecken

Stehe, wenn du kannst aufrecht und gerade, oder sitze in einer möglichst aufrechten Haltung, im Lotossitz oder in einem Rollstuhl oder auf Stuhl oder Bett. Kopf und Hals aufrecht, Augen geschlossen.

Falte die Hände vor der Brust. Atme tief und ruhig durch die Nase ein und strecke die Arme mit gefalteten Händen senkrecht nach vorne und drehe die Handflächen dabei so, dass die verschränkten Handflächen nach vorne weisen.

Genieße den Moment, in dem das Einatmen zum Stillstand kommt, nimm diese Ruhe bewusst für ein bis zwei Sekunden wahr. Spüre die Spannungen und feinen Impulse in Arm, Schulter, Nacken.

Atme dann wieder langsam und ruhig aus und singe dabei den Resonanzlaut ***AAAAA*** in tiefer Tonlage langsam und lange, während die gefalteten Hände den Weg zurück vor die Brust machen.

Versuche Bewegung, Ausatmung und Klang so zu koordinieren, dass alles gleichzeitig beendet wird.

Spüre auch hier wieder dem Gefühl nach, wenn das Ausatmen/Singen zum Stillstand gekommen ist, schärfe auch hierbei wieder deine Achtsamkeit.
Atme nun ein paar Mal ruhig und mit Achtsamkeit ein und aus.

Wiederhole das Ganze 3-mal.

2.1.2. im 135 Grad-Winkel schräg nach oben

Wie 2.1.1., nur dass die Arme schräg nach oben gestreckt werden. Atme hierbei auf den Resonanzlaut ***UUUUU*** aus.

Wiederhole dies 3-mal.

2.1.3. senkrecht nach oben

Wie 2.1.1., nur dass die Arme senkrecht nach oben gestreckt werden. Atme hierbei auf den Resonanzlaut ***MMMMM*** aus.

Wiederhole dies 3-mal.

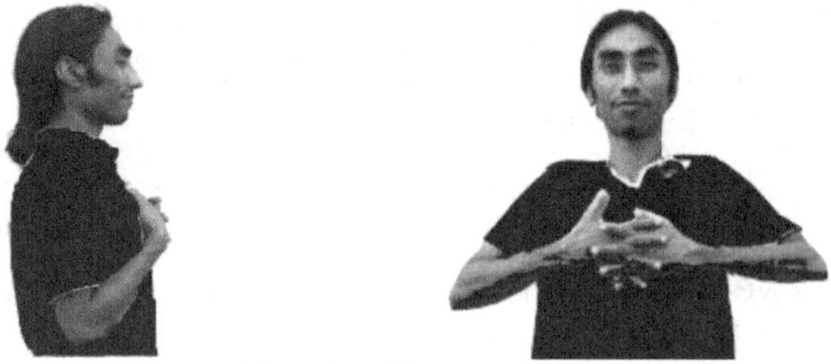

Grundposition

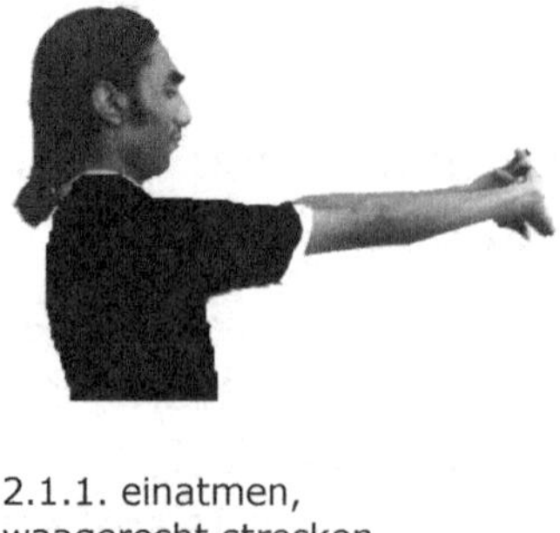

2.1.1. einatmen, waagerecht strecken, ausatmen mit **A-Kara** zurück.

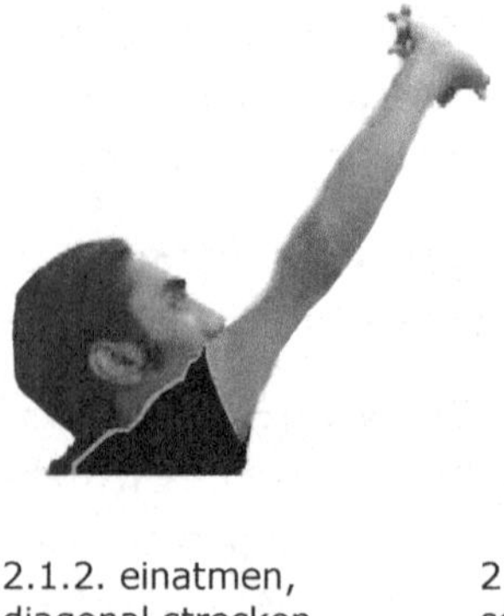

2.1.2. einatmen, diagonal strecken, ausatmen mit **U-Kara** zurück.

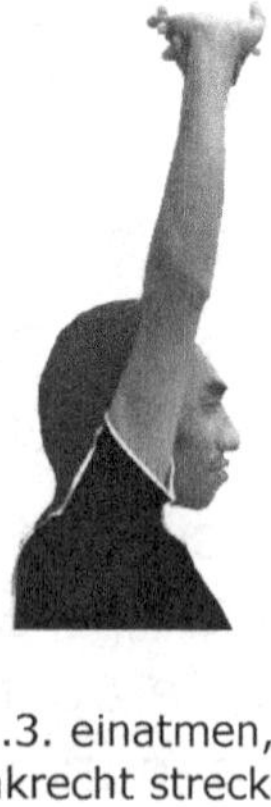

2.1.3. einatmen, senkrecht strecken, ausatmen mit **M-Kara** zurück.

5

2.1.4. Arme ausbreiten und schließen

Stehe, wenn du kannst aufrecht und gerade, oder sitze in einer möglichst aufrechten Haltung, im Lotossitz oder in einem Rollstuhl oder auf Stuhl oder Bett. Kopf und Hals aufrecht, Augen geschlossen.

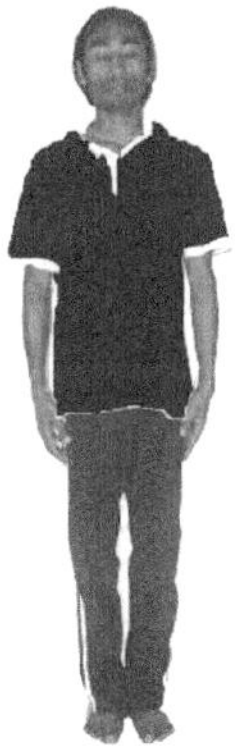

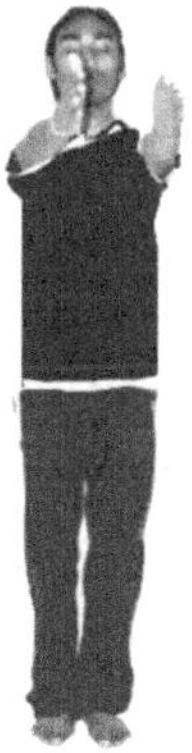

Bringe beide Arme waagerecht ausgestreckt vor die Brust.

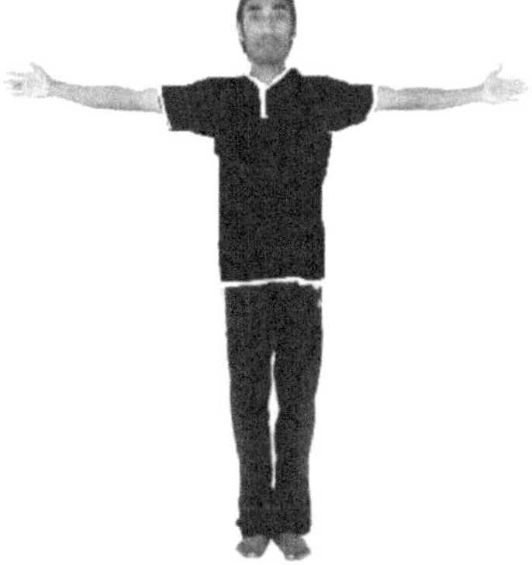

Atme ein und öffne beide Arme nach außen.
Genieße den Moment, in dem das Einatmen zum Stillstand kommt, nimm diese Ruhe bewusst für ein bis zwei Sekunden wahr.

Spüre die Spannungen und feinen Impulse in Arm, Schulter, Nacken.

Atme auf den Resonanzlaut
UUUuu aus

und führe die Arme
wieder langsam zusammen.

Versuche Bewegung, Ausatmung und Klang so zu koordinieren, dass alles gleichzeitig beendet wird.

Spüre auch hier wieder dem Gefühl nach, wenn das Ausatmen und Singen zum Stillstand gekommen ist.

Schärfe so deine Achtsamkeit.

Atme nun ein paar Mal ruhig und mit Achtsamkeit weiter ein und aus.

Wiederhole das Ganze 3- bis 5-mal.

2.2. Kopfübungen

2.2.1. Kopf heben und senken

Sitze in einer möglichst aufrechten Haltung, im Lotossitz oder in einem Rollstuhl oder auf Stuhl oder Bett. Kopf und Hals aufrecht, Augen geschlossen. Hände und Arme liegen locker und entspannt auf den Schenkeln oder im Schoß, der Kopf ist in zentraler Position.

Atme nun ruhig und tief ein, während du mit dem Kopf so weit wie möglich nach hinten gehst. Nur mit dem Kopf aus dem Hals heraus, Rumpf und Schultern bleiben ruhig.

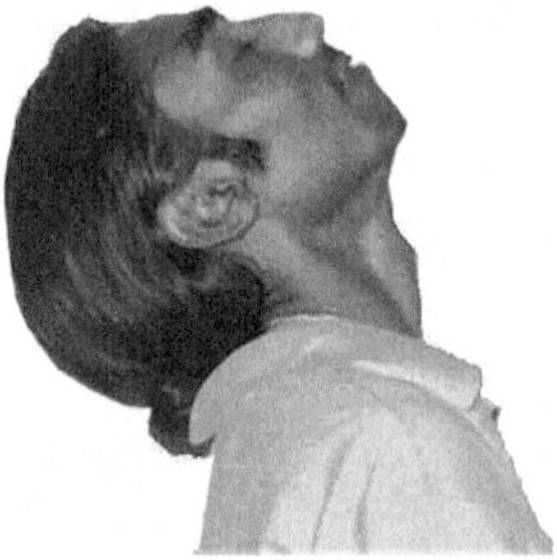

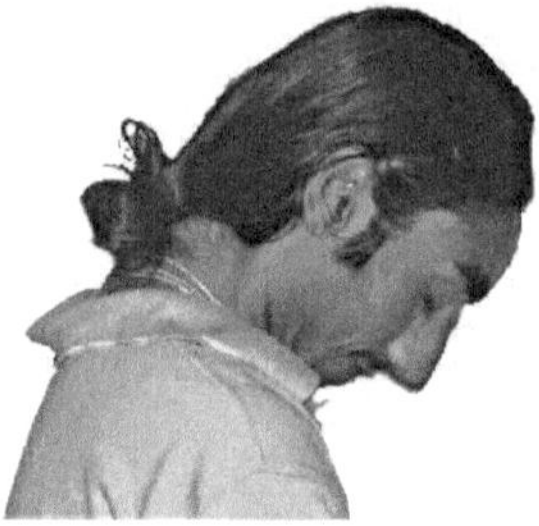

Atme dann langsam aus, während der Kopf so weit wie möglich nach unten geht. Singe dabei den Resonanzlaut ***MMMMM.***

Versuche die Bewegung und den Klang so zu koordinieren, dass Bewegung, Atemvorgang und Klang gleichzeitig zu Ende kommen.

Spüre am Ende der Ausatmung für einen Augenblick der angenehmen Ruhe, Entspanntheit und Leichtigkeit nach. Nimm alle Impulse und Veränderungen beobachtend wahr. Atme nun wieder ruhig ein und geh mit dem Kopf so weit wie möglich zurück. Atme dann wieder auf den Resonanzlaut ***MMMMM*** aus.

Wiederhole das Ganze 3- bis 5-mal.

2.2.2. Kopf seitwärts drehen

Sitze in einer möglichst aufrechten Haltung, im Lotossitz oder in einem Rollstuhl oder auf Stuhl oder Bett. Kopf und Hals aufrecht, Augen geschlossen.

Hände und Arme liegen locker und entspannt auf den Schenkeln oder im Schoß, der Kopf ist in zentraler Position.

Atme nun ruhig und tief ein. Genieße kurz das Ende der Einatmung. Atme dann langsam aus, während du den Kopf so weit wie möglich nach rechts drehst. Singe dabei den Resonanzlaut ***MMMMM***.

Versuche die Bewegung und den Klang so zu koordinieren, dass Bewegung, Atemvorgang und Klang gleichzeitig zu Ende kommen.

Spüre am Ende der Ausatmung für einen Augenblick der angenehmen Ruhe, Entspanntheit und Leichtigkeit sowie den feinen Schwingungen des Resonanzlautes nach.

Nimm alle Impulse und Veränderungen beobachtend wahr.

Atme nun wieder ruhig ein und gehe mit dem Kopf zurück in die zentrale Position. Atme dann wieder auf den Resonanzlaut ***MMMMM*** aus und drehe den Kopf dabei langsam und so weit wie möglich nach links.

Wiederhole das Ganze 3- bis 5-mal.

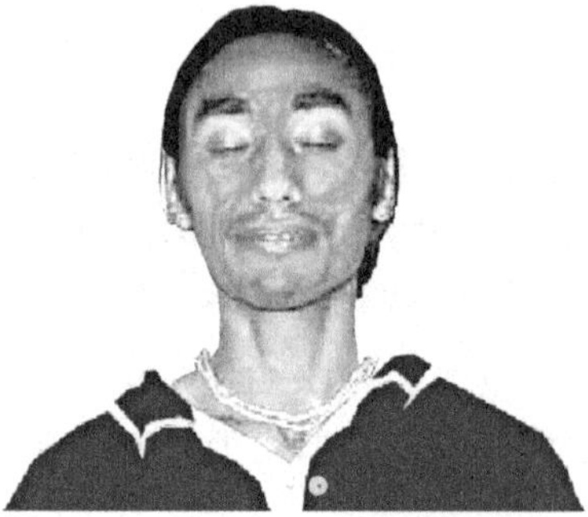

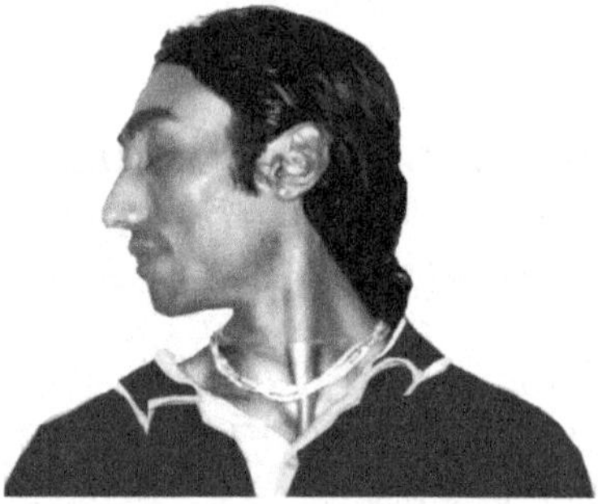

Einatmen in zentraler Position, ausatmen, mit Klanglaut **M** drehen,

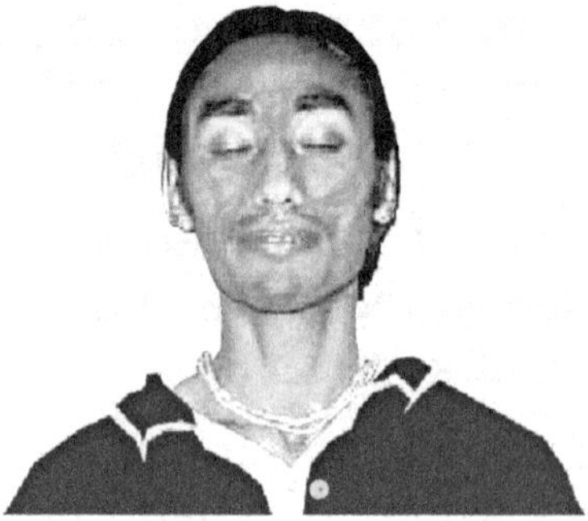

zurück zur zentralen Position und einatmen,

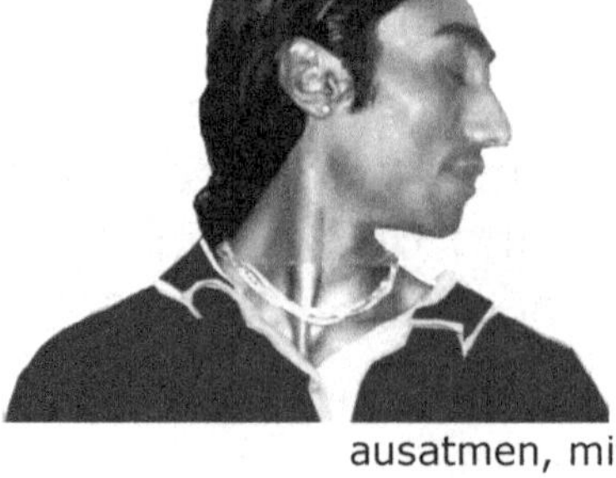

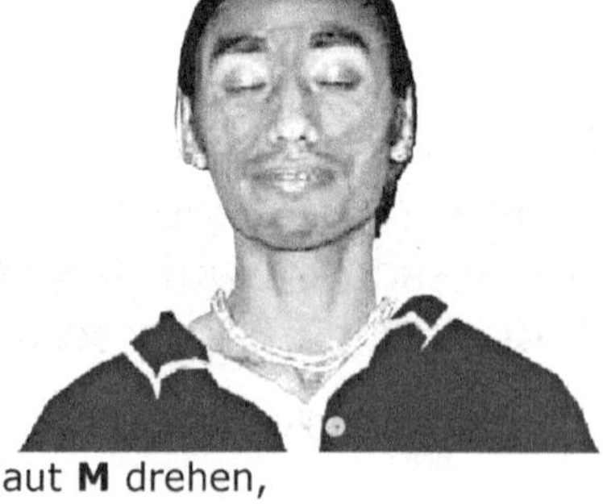

ausatmen, mit Klanglaut **M** drehen,

immer im Wechsel: Mitte Links Mitte Rechts Mitte Links

2.2.3. Kopf kreisen

Sitze in einer möglichst aufrechten Haltung, im Lotossitz oder in deinem Rollstuhl oder auf Stuhl oder Bett. Kopf und Hals aufrecht, Augen geschlossen.

Atme tief und ruhig durch die Nase ein, während du den Kopf nach hinten beugst.

Atme nun aus und singe dabei den Resonanzlaut ***MMMMM***, während du den Kopf nach rechts unten drehst. Genieße den Moment in dem das Ausatmen zum Stillstand kommt, atme vom tiefsten Punkt an wieder ein und drehe den Kopf in einem Halbkreis nach links-oben-hinten, so weit es geht.

Spüre auch hier wieder dem Gefühl nach, wenn das Einatmen zum Stillstand gekommen ist, schärfe so schon jetzt deine Achtsamkeit.

Wiederhole diese Kreisbewegung zumindest 3- bis 5-mal auf beiden Seiten und verwende beim Ausatmen immer den Resonanzlaut *MMMMM*.

2.3. Rumpfübungen

2.3.1 Rumpf drehen

Sitze locker, aufrecht, entspannt, im Lotossitz, im Schneidersitz oder auf deinem Stuhl. Beine leicht auseinander, spüre deine Verbundenheit mit dem Boden, der Erde, Augen geschlossen.

Lege beide Hände und Unterarme auf der Brust ab. Atme tief und bewusst ein. Atme dann langsam aus, während du den rechten Arm zusammen mit dem ganzen Rumpf nach rechts drehst so weit es geht. Singe beim Ausatmen den Resonanzlaut ***UUuuu.***

Atme wieder ruhig, langsam und tief ein bis zur mittleren Ausgangsposition. Rechter Arm und rechte Hand liegen nun wieder auf der Brust ab. Atme langsam aus und führe dieselbe Bewegung nach links aus. Intoniere wieder ***UUuuu.***

Wiederhole das Ganze 3- bis 5-mal.

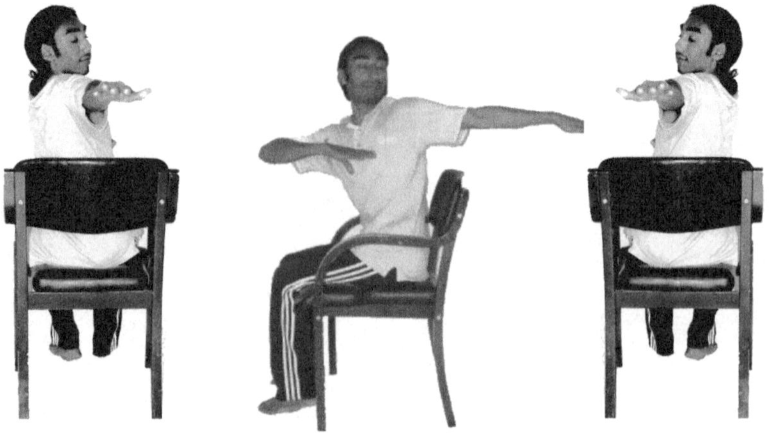

2.3.2. Rumpf beugen vorwärts und rückwärts

Sitze locker, aufrecht, entspannt im Lotossitz, im Schneidersitz oder auf deinem Stuhl. Beine leicht auseinander, spüre deine Verbundenheit mit dem Boden, der Erde. Augen geschlossen.

Atme tief und bewusst ein, nimm dabei die Arme auf der Seite hoch, über den Kopf und beuge den Rücken nach hinten so weit es geht, bis du mit dem Einatmen fertig bist.

Atme dann langsam aus, während du dich nach vorne unten beugst und singe dabei den Resonanzlaut ***UUuuu.*** Atme tief und ruhig ein. Gehe während des Einatmens wieder hoch nach oben und beuge den Rumpf so weit nach hinten, wie es ohne Anstrengung möglich ist, bis das Einatmen fertig ist.

Verharre beim letzten Mal ein paar Atemzüge in der Position, in der dein Rumpf auf den Oberschenkeln aufliegt, genieße die Ruhe, die Veränderungen.

Wiederhole das Ganze 3- bis 5-mal.

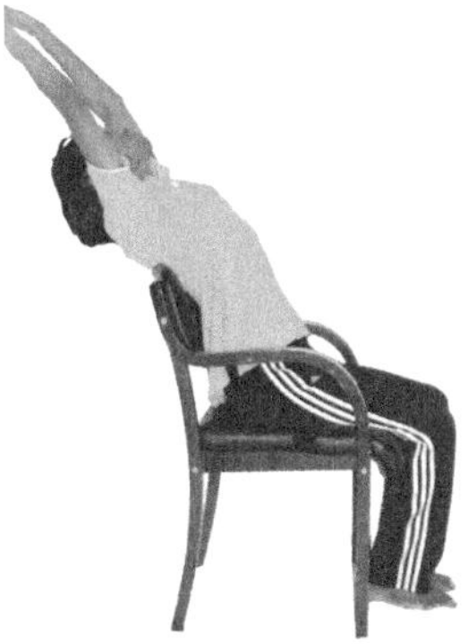

Ruckbeugen, einatmen

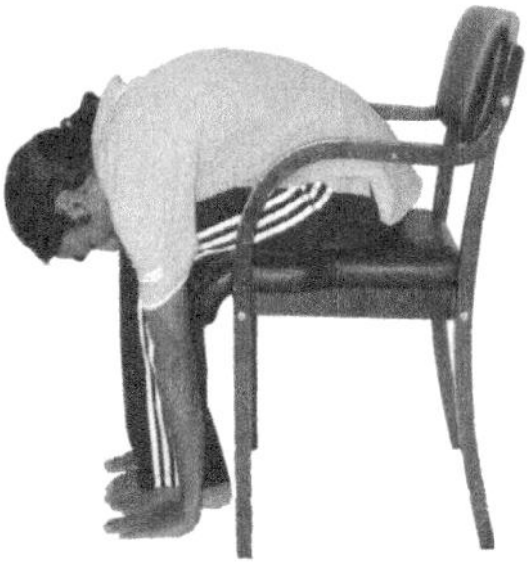

Vorbeugen, U singen,
bis Brust auf Schenkel
und Hände am Boden

3. Atemübungen = *Pranayama*

3.1. *Kapalabhati*

Wichtige Vorbemerkung:

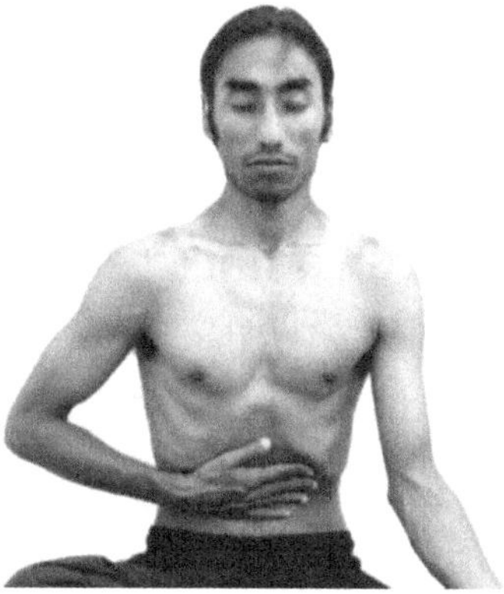

Kapalabhati wird mit einer deutlichen Betonung auf der Ausatmung geübt. Diese ist kraftvoll und aktiv, während die Einatmung passiv und reflexhaft bleibt.

Die Ausatmung geschieht bei dieser Übung durch kraftvolles Einziehen der Bauchdecke nach innen.

Ein Tipp für den Anfang: Lege eine Hand auf die Bauchdecke und spüre das Zurückschnellen der Bauchdecke mit der Hand oder hilf sogar mit der Hand während der Ausatmung.

Spüre das Herausschnellen der Bauchdecke, wenn das Atemsystem reflexartig und wie von selbst wieder einatmet. Die Atemstöße (*strokes*) sind dabei sehr kurz, so dass man nach längerem Üben auf 120 Atemzüge pro Minute kommen kann.

Beim Erlernen sollte man allerdings gerade bei den ersten paar Atemstößen nicht zu schnell sein, sondern lieber auf kraftvolle Stärke achten, um in einen cigenen Rhythmus zu kommen. Das Tempo steigert sich dann im Laufe der Zeit von selbst.

Im Sinne des Yoga dient diese Atmung auch als Reinigungsübung und als Mittel der Bewusstseinsveränderung und somit als Abkehr von zu starker Anhaftung am gegenwärtigen Augenblick. Dies führt letztendlich zu deutlich gesteigerter Awareness oder Achtsamkeit. Nach längerem Üben kann so das Gefühl entstehen, dass der Kopf leer geworden, der Fluss der Gedanken unterbrochen worden ist, der Geist ruhig und frei.

Es ist auch die einzige Übung, die wir schnell, ruckartig und nicht langsam und ruhig ausführen.

Kapalabhati sollte dabei sehr vorsichtig, langsam und unter Aufsicht eines erfahrenen Lehrers eingeübt werden, da sich sonst leicht der Fehler einschleichen könnte, dass ruckartig, hastig eingeatmet wird und nicht ausgeatmet, was zu Hyperventilation und allen damit verbundenen negativen Erscheinungen wie Schwindel bis hin zur Bewusstlosigkeit führen könnte.

Wichtig ist auch, das Erlernen von Kapalabhati mit der Entwicklung einer ausgewogenen Körperwahrnehmung einhergehen zu lassen. Viele Anfänger muten ihrem Körper zu früh zu viel zu und missachten die überaus kraftvolle Wirkung dieser Übung.

Man sollte gerade anfangs nur immer so weit gehen und so oft wiederholen, wie dies ohne Anstrengung und Zwang gerade möglich ist. Durch stetes achtsames Üben wird man dann von selbst zu wachsenden Ausatmungszahlen kommen.

Ich empfehle mit 20 bis 30 Strokes anzufangen und sich dann stetig und ohne Hast auf 50-60-70 bis zu

120 Strokes pro Minute zu steigern. Nach jeder Runde ist es wichtig, 3- bis 4-mal ruhig tief ein- und auszuatmen, die Kühle beim Einatmen zu spüren, die Wärme beim Ausatmen, die Ruhe zu spüren, wenn das Einatmen und Ausatmen sich jeweils dem Endpunkt nähert und dort ein wenig verweilt.

Kapalabhati sollte nicht geübt werden bei akuten Bandscheibenproblemen, bei Herzproblemen, während der Schwangerschaft, bei Problemen mit den hirnversorgenden Arterien, bei hohem Blutdruck und nie mit vollem Magen.

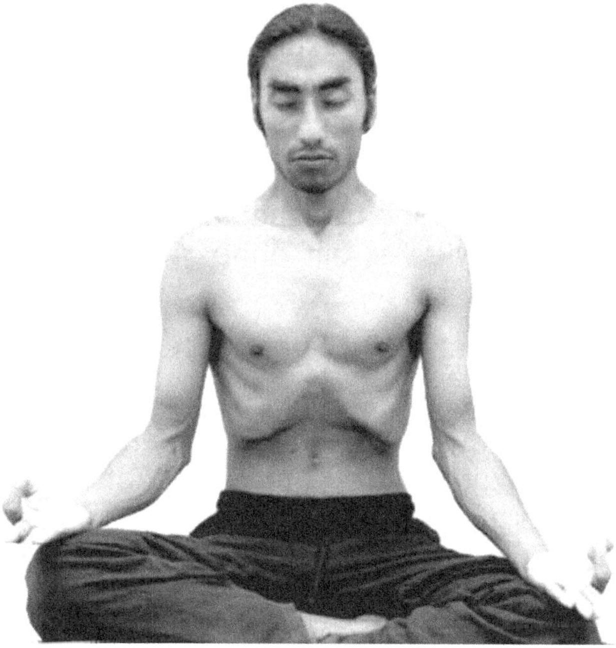

3.1.1. *Kapalabhati* normal

Sitze in einer möglichst aufrechten Haltung, im Lotossitz oder auf deinem Stuhl oder im Bett. Rücken möglichst gerade, umso leichter wird es gehen. Im Liegen ist Kapalabhati sehr schwer auszuüben, aber zur Not geht auch dies. Augen wie bei allen Übungen geschlossen.

Atme durch beide Nasenlöcher tief und ruhig ein.

Atme dann stoßartig und kurz aber kräftig aus. Die Bauchdecke schnellt dabei nach innen. Anfangs kann es hilfreich sein, mit einer Hand, die auf dem Bauch aufliegt, das Zurückschnellen beim Ausatmen zu unterstützen.

Das Einatmen erfolgt reflexartig, automatisch, nicht aktiv, indem die Bauchdecke wieder vorschnellt und das Atemsystem sich von selbst seinen Atemzug holt.

Wiederhole dies anfangs nacheinander vielleicht 20- bis 30-mal, so wie es dir ohne Anstrengung und Druck möglich ist.

Steigere dich langsam auf höhere Frequenzen.

Atme nach dem letzten Atemstoß 3- bis 4-mal ruhig und tief ein und aus. Spüre die angenehme Ruhe, die Tiefe des Atemzuges, die Kühle und Wärme, die Zunahme an Energie und Kraft.

Wiederhole das Ganze anfangs 3-mal.

Entspanne anschließend 3- bis 4 ruhige Normalatemzüge lang.

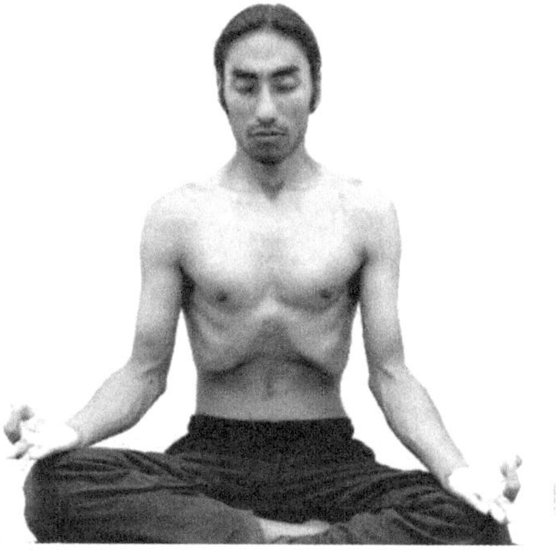

Normal-Ausatmung, zurück geschnellter Bauch

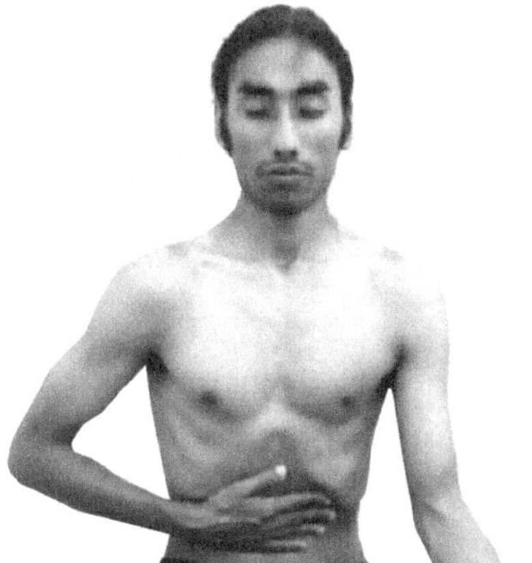

Ausatmung mit Handunterstützung

3.1.2 *Kapalabhati* durch ein Nasenloch

Erst anwenden, wenn 3.1.1 wirklich beherrscht wird!

a. Durch linkes Nasenloch:

Forme *Nasika Mudra* mit deiner rechten Hand. Beuge hierzu Zeigefinger und Mittelfinger der rechten Hand nach innen zur Handinnenfläche. Daumen, Ringfinger und kleiner Finger bleiben gestreckt.

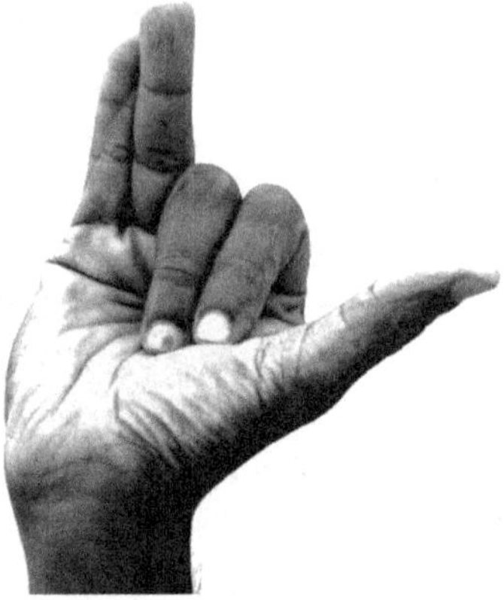

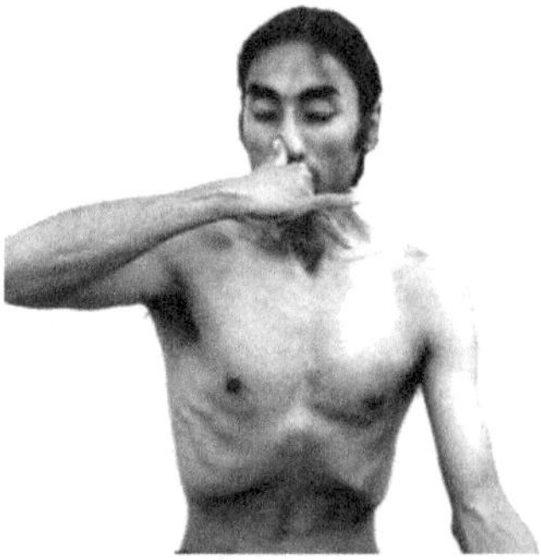

Atme tief ein, verschließe das rechte Nasenloch mit dem Daumen der rechten Hand, und atme nun wie bei normalem Kapalabhati, nur eben durch das freie linke Nasenloch aus. Alle anderen Teile wie bei 3.1.1.

Die Atmung durch das linke Nasenloch, auch *Ida Nadi* oder Mondatmung genannt, ist kühlend, wiederaufbauend, afferent und wirkt beruhigend vor allem auch auf den Geist. *Ida Nadi* wirkt beruhigend auf alle Körperorgane und deren Funktionen.

Wiederhole soweit du es locker kannst, steigere dich langsam.

b. Durch rechtes Nasenloch:

Nimm dieselbe Handstellung ein, atme tief ein und verschließe das linke Nasenloch mit dem Ringfinger der rechten Hand (oder kleinem Finger).

Atme nun durch das freie rechte Nasenloch wie beim normalen Kapalabhati aus. Alle anderen Teile bleiben wie bei 3.1.1.

Die Atmung durch das rechte Nasenloch wird auch *Pingala Nadi* oder Sonnenatmung genannt.

Sie erzeugt abbauend Hitze oder Kühlung des ganzen Systems, ist efferent und steigert die Funktionen der Körperorgane.

Pingala Nadi ist sehr wirksam bei Fatigue, Antriebsschwäche, depressiver Verstimmung.

Wiederhole soweit du es locker kannst, steigere dich langsam.

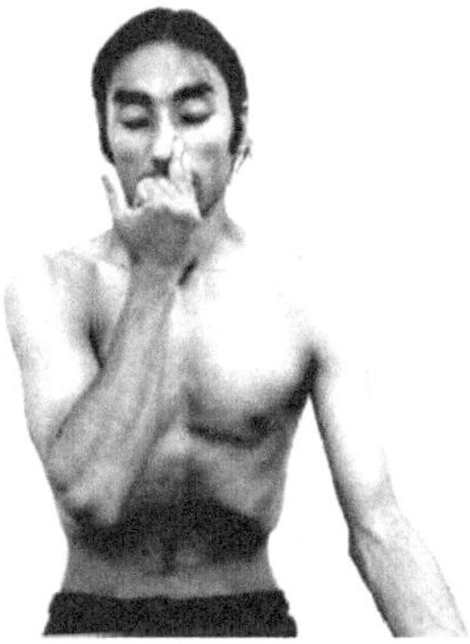

durch rechtes Nasenloch

Effekte der Einloch-Atmungen:

Einerseits wird man einen stärkeren Reinigungs- und Befreiungseffekt verspüren, falls ein Nasenloch mehr blockiert war als das andere. Weiterhin gibt es aber auch starke neurophysiologische Effekte, die zwischenzeitlich per funktionalem Kernspin und EEG nachgewiesen worden sind. Man hat nachweisen können, dass folgende Effekte eintreten können:

Atmung durch das rechte Nasenloch versorgt die linke Hirnhälfte und vor allem auch die linken Frontallappen mit mehr Energie, Sauerstoff und regt stärkere metabolische Prozesse an. Die Blutversorgung nimmt zu, Zellwachstum und Regeneration werden aktiviert.

Nachgewiesen ist auch eine Steigerung von Antrieb, Nachlassen von Fatigue und Zunahme von Kreativität und Lebensfreude.

Für die Atmung durch das linke Nasenloch wird eine eher beruhigende, Stress abbauende Wirkung nachgewiesen.

Viele Systeme unseres Körpers, wie Sehen, Hören etc., aber auch Funktionales wie linke Hand, rechte Hand, linker Fuß, rechter Fuß werden dabei über Kreuz zerebral versorgt. Das heißt aber auch, dass bei Atmung durch ein Nasenloch die jeweilige Körperhälfte mit einbezogen ist.

Weiterhin ordnet man dem menschlichen Bewusstsein und bestimmten menschlichen Fähigkeiten wie Sprache, Kreativität, Logik, Musikalität, Empfindung,

Emotion jeweils - wenn auch nicht ausschließlich - eine bestimmte Hirnhälfte zu.

Ohne hier nun tiefer auf diese sehr komplexen und bis heute nicht wirklich gänzlich geklärten Zusammenhänge und Interaktionen vieler verschiedener Hirnregionen einzugehen, sind einige fundamentale Erkenntnisse der alten Yoga-Schriften von Bedeutung.

Einer Beatmung des rechten Frontallappens durch das linke Nasenloch, gleichgültig ob bei Kapalabhati oder auch nur durch tiefe ruhige Atmung durch dieses Nasenloch, wird eine eher beruhigende, dämpfende, entspannende Wirkung nachgesagt.

Durch Stress und destruktive Emotionen hervorgerufene Wirkketten über Amygdala, Hippocampus, Aktivierung von Stresshormonen, darauf folgende Aktivierung des Abwehr-Immunsystems mit all seinen negativen Auswirkungen auf ein funktionierendes Immunsystem können so eingeschränkt oder vermieden werden.

Die Wirkung von Stress, destruktiver Emotion, wird dadurch deutlich verringert.

Einer Beatmung des linken Frontallappens durch das rechte Nasenloch wird andererseits eine eher aktivierende, antreibende Wirkung nachgesagt. Dies kann sich positiv bei Fatigue, Antriebsschwäche und ähnlichem auswirken.

Angestrebt wird allerdings primär ein Ausgleich der beiden Systeme, das Erreichen eines gleichgewichtigen Zustandes.

Deswegen machen wir normalerweise diese beiden Atmungen im Wechsel. Ein gezielter Einsatz nur einer Seite sollte einem erfahrenen Therapeuten überlassen bleiben.

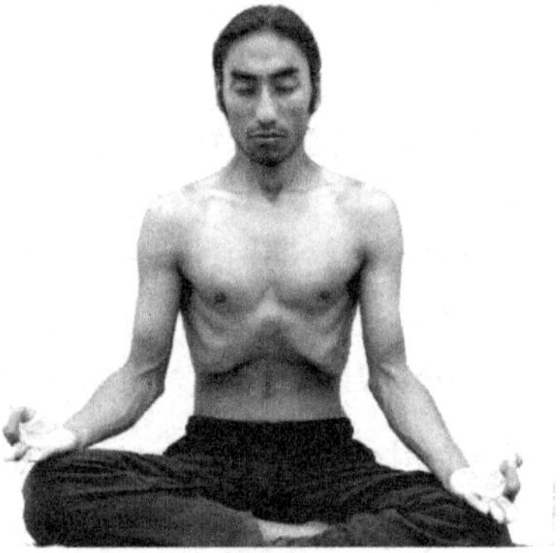

Kapalabhati normal

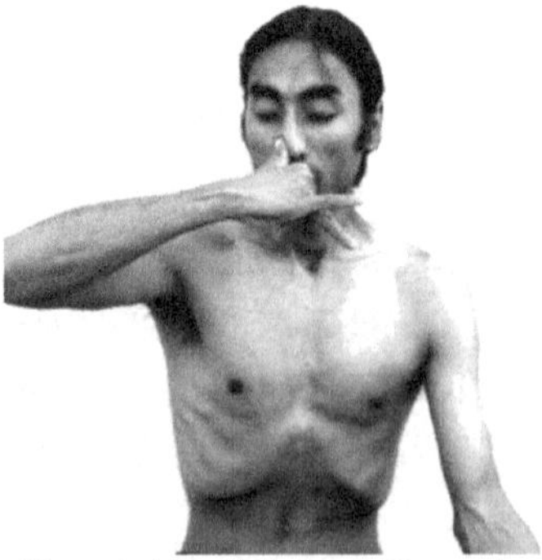

Kapalabhati linkes Nasenloch

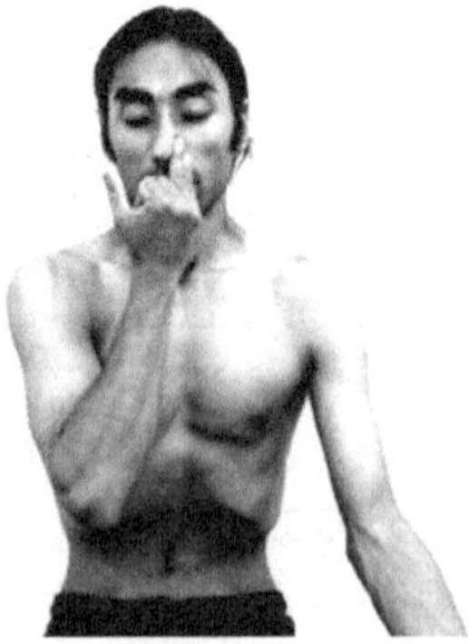

Kapalabhati rechtes Nasenloch

3.2. *Nadi Suddhi* = Wechselatmung

Um die durch ungleiche Atmung (ein Nasenloch ist immer etwas mehr verstopft als das andere) nicht gleich mit Energie versorgten Hirnhälften in Balance zu bringen, führen wir nun die Wechselatmung aus.

Die Wechselatmung ist deswegen von so immenser Bedeutung, da sie das Gleichgewicht der beiden Atemflüsse herstellen soll. Auf diesem Wege wird auch ein Gleichgewicht zwischen anabolischen und katabolischen Prozessen im Körper erreicht.

Dies ist für gesunde Körperfunktionen enorm wichtig, da damit ein Gleichgewicht zwischen Zelltod und Zellerneuerung gewährleistet wird.

Fließt der Atem mehr als 24 Stunden durch nur ein Nasenloch, ist dies ein Alarmzeichen, dass irgend eine Krankheit naht.

Dies hängt unter anderem damit zusammen, dass die Ganglienzellen bestimmter Nervenzentren durch den abnormalen zu lange andauernden Atemfluss in nur ein Zentrum überfordert werden und nötige Impulse und Informationsketten ausbleiben.

Forme deine rechte Hand zu ***Nasika Mudra***, d.h. beuge Zeige- und Mittelfinger nach innen zur Handfläche. Ringfinger und Zeigefinger bleiben ebenso wie Daumen gestreckt.

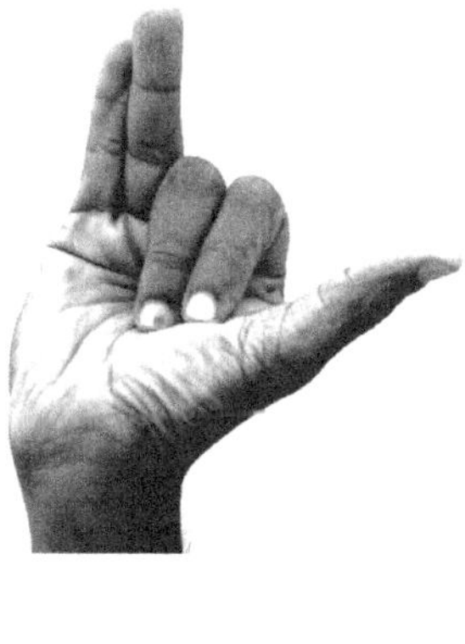

Atme ruhig und tief durch beide Nasenlöcher ein.

Verschließe das rechte Nasenloch mit dem Daumen der rechten Hand. Atme langsam und ruhig durch das linke Nasenloch aus.

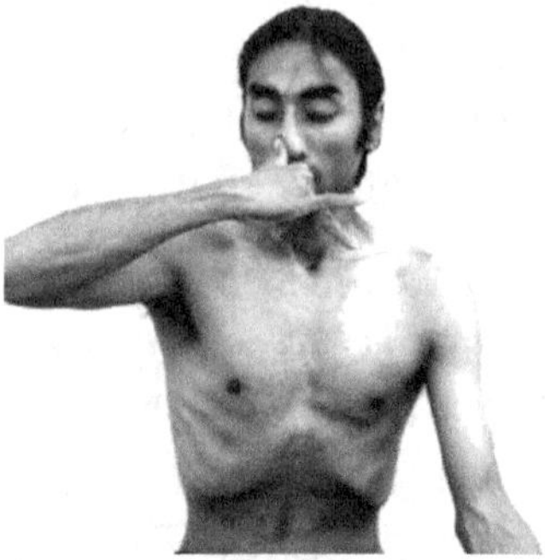

Genieße *Khumbaka*, spüre, nimm bewusst wahr, wenn das Ausatmen zum Stillstand gekommen ist.

Atme langsam, ruhig und tief durch das linke Nasenloch ein. Spüre wieder Khumbaka, den Endpunkt der Einatmung, wenn tiefe Ruhe und Entspannung eintritt. Verschließe nun das linke Nasenloch mit dem Ringfinger (oder wenn dies nicht geht mit dem kleinen Finger oder einem anderen Finger) der rechten Hand.

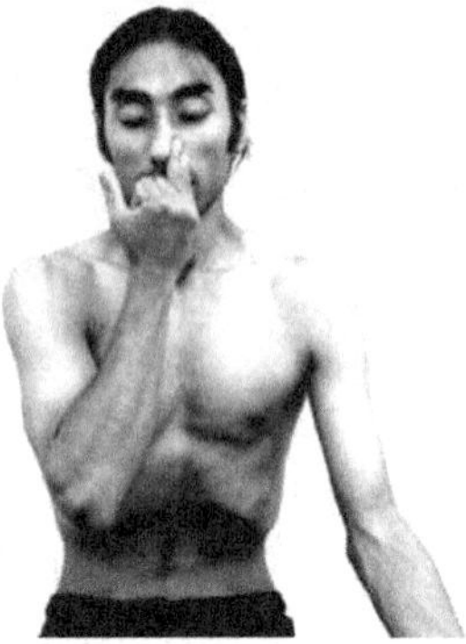

Atme nun durch das rechte Nasenloch aus. Atme ruhig, langsam, deine Aufmerksamkeit (*Awareness*) liegt auf dem Fluss des Atmens und vor allem auf den beiden tiefen und ruhigen Endpunkten. Spüre eventuelle Veränderungen, nervliche Impulse, Kühle beim Einatmen und Wärme beim Ausatmen.

Atme dann durch das rechte Nasenloch ein.

Verschließe anschließend das rechte Nasenloch mit dem Daumen der rechten Hand. Nun ist eine Runde abgeschlossen und es beginnt wieder mit dem Ausatmen durch das linke Nasenloch.

Wiederhole so zumindest 9 Runden.

Zähle innerlich mit, wenn es dich nicht daran hindert, dass die Achtsamkeit nur auf dem Atemfluss und den Veränderungen liegen sollte. Alles ohne Anstrengung, ohne Druck, die Gedanken sollten zur Ruhe kommen.

Diese Atmung verschafft sehr tiefe Ruhe, Ausgeglichenheit und vertieft den Grad der Achtsamkeit.

Eine Form des Mitzählens könnte nach jeder Runde sein, immer wenn das linke Nasenloch ausatmet, mit den Fingern der linken Hand mitzuzählen. Oder mache diese Atmung so lange, wie du es als angenehm empfindest, ohne dich durch Zählen abzulenken.

Wechselatmung ist eine sehr gute Übung, um zwischendurch schnell und tief zu entspannen und Kopf und Geist von den unzähligen störenden unkontrollierten Gedanken zu befreien.

Sehr empfehlenswert auch am Morgen nach ein paar Runden Kapalabhati, um ruhig und gelassen in den Tag zu gehen. Zu einer tiefen Entspannung empfehlen sich 3-mal 9 Runden mit jeweils einer Pause von 3 normalen Atmungen zwischen den 3 Runden.

Generell sollte nach allen Kapalabhati- und Ein-Nasenloch-Atmungen noch Wechselatmung angefügt werden.

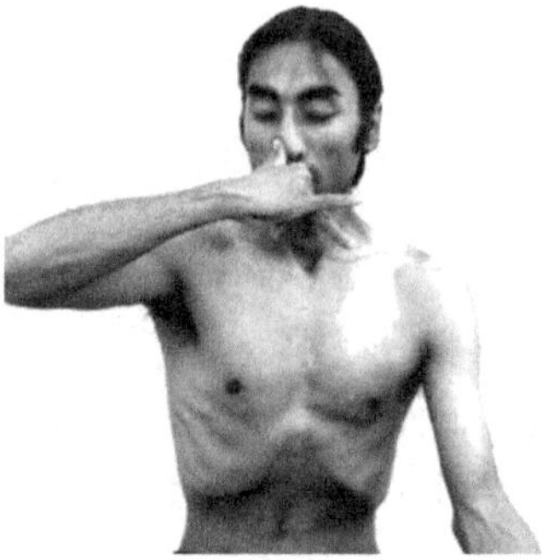

linkes Nasenloch ausatmen - einatmen - Verschlusswechsel

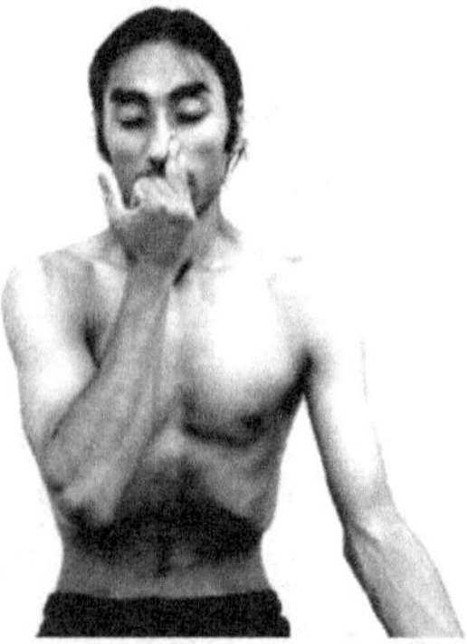

rechtes Nasenloch verschließen, ausatmen – einatmen
Verschlusswechsel = eine Runde

3.3. *Cooling Pranayama* = Kühlende Atmung

Variante 1 (*sitali*):

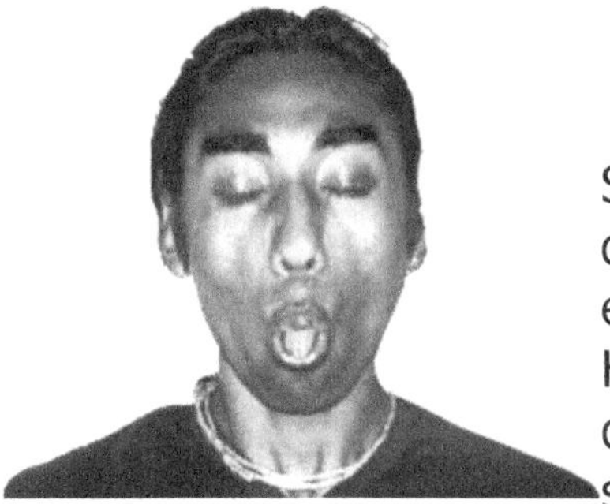

Sitze in aufrechter entspannter Haltung. Augen geschlossen. Strecke deine Zunge aus dem Mund, forme sie zu einer nach oben offenen Halbröhre und atme tief durch den Mund über diese Röhre ein, sodass die Atemluft spürbar durch diese Halbröhre strömt. Fühle die extreme Kühle der frischen Energie, die in deinen Körper strömt, vor allem an der Zunge und am Gaumen. Atme durch die Nase aus und spüre die Wärme.

Variante 2 (*sitkari*):

Sitze in aufrechter entspannter Haltung, Augen geschlossen. Forme deine Zunge zu einer waagerecht liegenden Röhre, indem du die Spitze der Zunge an den oberen Schneidezähnen anlegst und einrollst. Atme tief durch den Mund ein, sodass die Atemluft spürbar durch diese Röhre strömt. Fühle die extreme Kühle der frischen Energie, die in deinen Körper strömt, vor allem an der Zunge, am Gaumen und in der seitlichen Mundhöhle. Atme durch die Nase aus und spüre die Wärme.

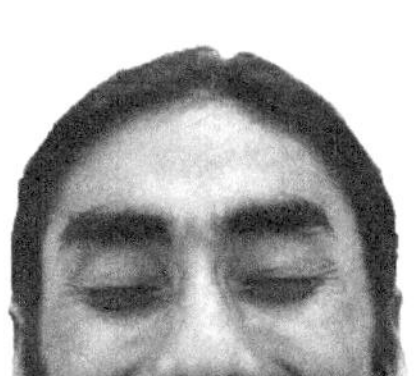

Variante 3 (*sadanta*):

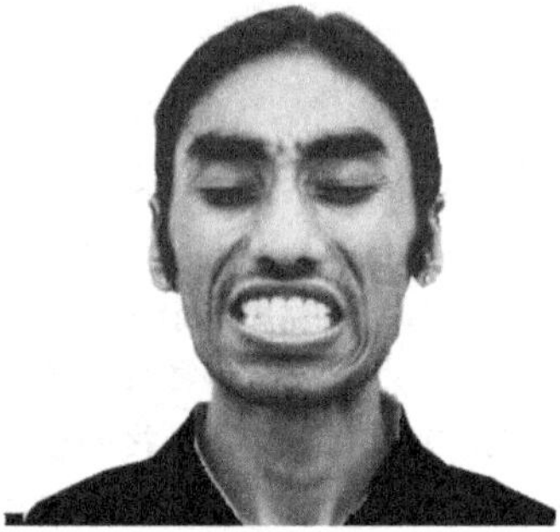

Sitze in aufrechter, entspannter Haltung, Augen geschlossen.

Atme tief durch den Mund ein. Rolle hierbei die Zunge leicht nach oben an den Gaumen.

Öffne die Lippen bei geschlossenen Zähnen und spüre die extreme Kühle der frischen Energie, die in deinen Körper strömt, vor allem an den Zähnen und am Gaumen.
Atme durch die Nase aus und spüre die Wärme.

Wiederhole dies zumindest 3-mal.

Effekte:

Alle kühlenden Atmungen wirken beruhigend, erlösend, von Druck und Sorge befreiend.

Der unruhige Geist wird abgekühlter, klarer und findet leichter zur Ruhe.

Die kühlenden Atmungen wirken auch organisch kühlend an heißen Sommertagen oder abkühlend bei fiebrigen Erkrankungen.

3.4. Befreiendes *Pranayama* (Seufzeratmung)

Sitze in aufrechter entspannter Haltung, Augen geschlossen. Atme tief durch die Nase ein. Atme kräftig durch den Mund mit einem lauten Seufzer aus.

Zur Verstärkung kannst du dabei auch den ganzen Rumpf nach vorne zusammenfallen lassen, so als wäre dir alle Last von den Schultern genommen.

Lass dabei alles, was dich bedrängt oder belastet mit diesem Seufzer wegströmen.

Diese Atmung wirkt befreiend, macht einen frischen, klaren Kopf und befreit von destruktiven Emotionen.

Wiederhole dies zumindest 5-mal.

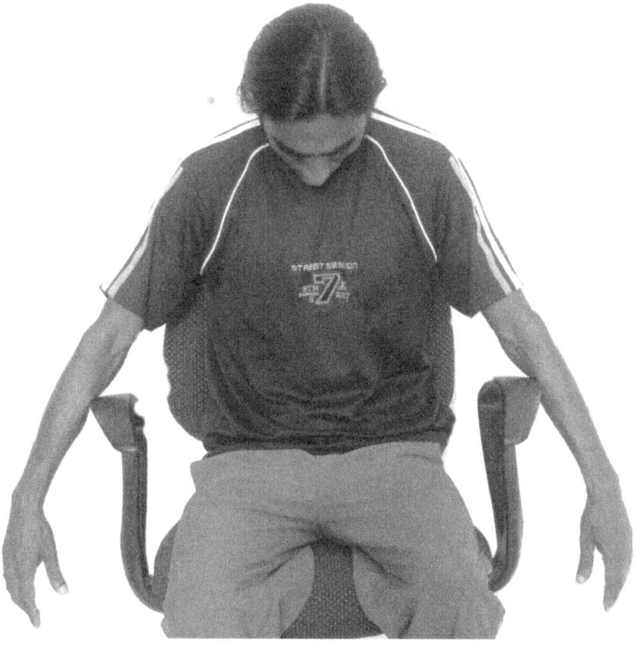

3.5. *Brahmari*

Variante 1: Nur Ausatmung

Sitze in aufrechter entspannter Haltung, Augen geschlossen. Atme tief durch die Nase ein. Atme aus, in dem du den Resonanzlaut ***MMMMM*** in sehr hoher Tonlage singst. Es klingt dann wie der hohe Summton der männlichen Biene.

Der Mund ist dabei geschlossen. Die Zunge ist nach hinten an den oberen Gaumen gerollt. Die Zähne fest aufeinander gepresst. Dies verstärkt die Resonanz spürbar.

Alternativ kann auch auf **KING** ausgeatmet werden. Der Ton klingt dann wie ein helles **NNNN.**

Um die herrlichen Schwingungen noch stärker zu spüren, empfiehlt es sich ab und zu beide Ohren mit den aufgelegten Händen zu verschließen.

Variante 2: Einatmung und Ausatmung

Bei der fortgeschrittenen Variante erfolgt die Einatmung durch die Nase, laut „**M**" dabei singend. (Schwieriger, anfangs nur bei Ausatmung, bis man sicher ist.) Beim Einatmen klingt dies wie der Summton der weiblichen Biene (tiefer) und beim Ausatmen wie der höhere Summton der männlichen Biene.

Diese Übung erfrischt den Geist, verhilft zu innerer Ruhe und Klarheit bei gleichzeitiger Entspannung.

Sehr wirksam auch bei Ängsten oder depressiven Verstimmungen.

Wiederhole dies zumindest 3-mal.

Bei Stimmungsproblemen auch 9-,18- oder 27- mal

4. Entspannungstechniken

4.1. *IRT* Instant Relaxation Technique

Sofortige Entspannung, Wirkung auf körperlicher Ebene.

1. Liege in *Savasana* (Leichenstellung, Haltung der tiefsten Entspannung). Liege ganz bequem und entspannt auf dem Rücken oder sitze so bequem und entspannt wie möglich auf deinem Stuhl. Augen geschlossen.

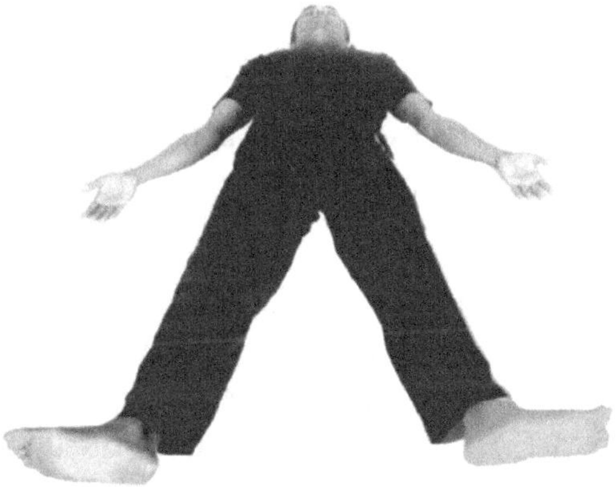

Savasana

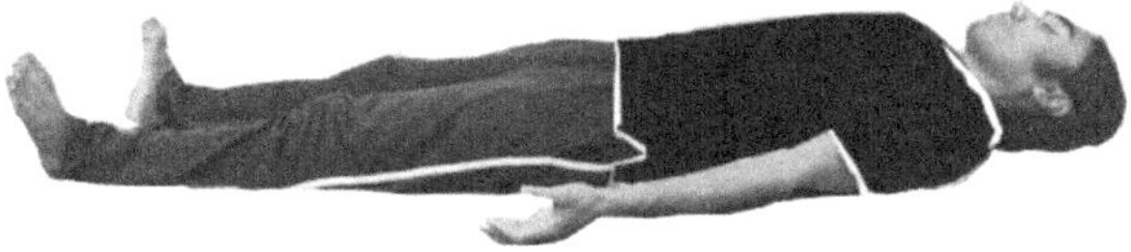

2. Bringe nun die Füße zusammen, die Zehen stoßen aneinander.
3. Die Arme liegen am Körper an, die nun geballten Fäuste berühren die Hüften.
4. Versuche während der ganzen Übung zu lächeln. Das entspannt die Gesichtsmuskeln und verhilft zu schnellerer Entspannung.
5. Atme tief ein und halte den Atem bis zum nächsten Schritt an.

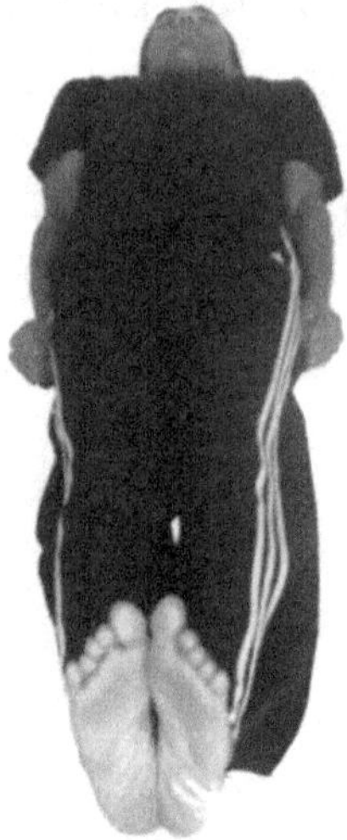

6. Spanne den ganzen Körper schrittweise von den Zehen bis zum Kopf nach folgendem Ablauf und halte die einzelnen Teilspannungen bis zum Ende der Entspannungsübung.
7. Spanne die Zehen an, spüre die Sohlen und Füße.
8. Spanne die Fußgelenke an.
9. Dehne und spanne die Wadenmuskeln.
10. Ziehe die Kniescheiben nach oben und spanne das ganze Kniegelenk an.
11. Bring Spannung auf die Oberschenkelmuskeln.
12. Spanne die Pomuskulatur an, ziehe die Pobacken nach innen.
13. Atme tief aus und wieder tief und fest ein, während du die Bauchmuskeln anspannst.

14. Balle die Hände zur Faust.
15. Strecke die Arme und spanne sie fest an.
16. Atme fest aus und wieder ein, auch fest über die Brustatmung, dehne den ganzen Brustraum und spanne ihn an.
17. Spanne nun alle Gesichtsmuskeln und Kopfmuskeln an so fest es geht (am besten wie beim Schneiden von Grimassen).
18. Spanne, spanne, halte die Spannung, halte die Spannung so lange es geht.
19. Und dann lass los und entspanne den ganzen Körper, lass alle Anspannungen los.
20. Bringe die Beine bequem auseinander, Hände und Arme leicht vom Körper weg, die Handflächen zeigen locker und entspannt zur Decke.
21. Die Augen bleiben geschlossen. Lächle weiter und atme etliche Male ganz ruhig, tief und langsam ein und aus. Richte die Achtsamkeit auf den ruhigen tiefen Fluss des Atems und auf die Ruhe und Entspanntheit, die sich eingestellt haben und genieße dieses Gefühl so lange wie möglich.

4.2. *QRT* Quick Relaxation Technique

= Schnellentspannung: Wirkung auf körperlicher, energetischer und geistiger Ebene

1. Liege in *Savasana* ganz bequem und entspannt auf dem Rücken, oder sitze so bequem und entspannt wie möglich auf deinem Stuhl. Augen geschlossen.

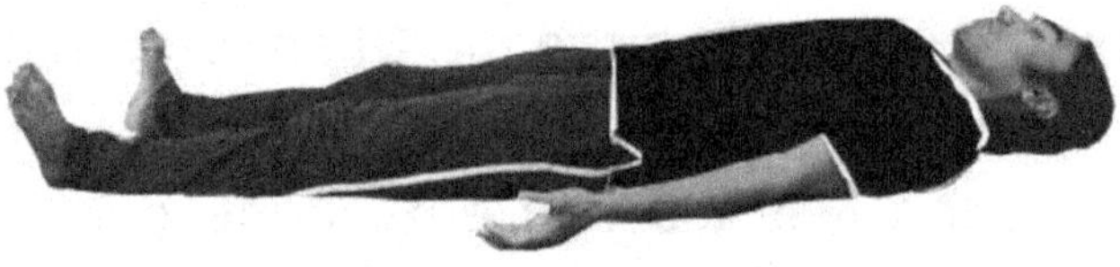

Savasana

2. Bringe nun die Beine eng aneinander, Hände und Arme fest am Körper anliegend. Entspanne das Gesicht mit einem Lächeln.

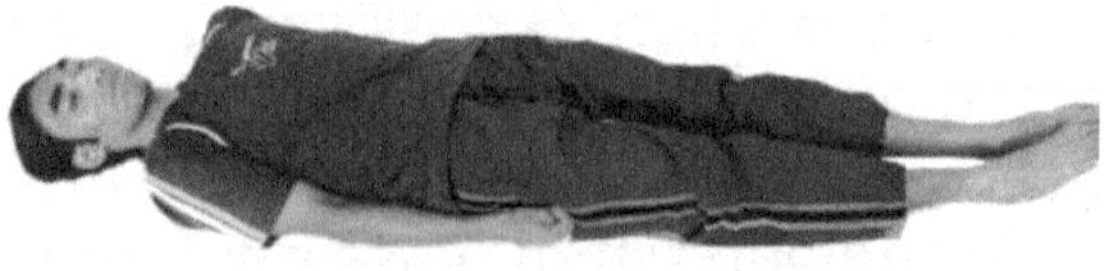

angespannte Haltung

3. Beobachte deine Bauchmuskulatur.
4. Atme ruhig ein und aus und richte deine Aufmerksamkeit auf deine Bauchdecke. Beobachte, spüre und nimm wahr, wie sich die Bauchdecke beim Einatmen hebt und beim Ausatmen senkt. Die Bewegung erfolgt automatisch und wird mit zunehmender Achtsamkeit langsamer und regulierter, während du immer

mehr den ruhigen Fluss von Atem und Bewegung wahrnimmst.

5. Hebe mit jeder Einatmung die Bauchmuskeln etwas mehr, atme tiefer, aber ohne Zwang, Anspannung oder Hetze. Einfach nur natürlich gleichmäßig und ruhig fließend.
6. Einmal einatmen und ausatmen oder:
   Eine Bauchhebung und -senkung stellen eine Runde dar.

   Wiederhole dies zumindest 3-mal.
7. Synchronisation Bauch und Atmung: Synchronisiere Bauchhebung und -senkung mit der Atmung. Spüre beim Einatmen die Hebung und bei der Ausatmung die Senkung immer bewusster, erhöhe deine Achtsamkeit auf diesen Prozess. Atme tief, achtsam, bewusst ein und hebe und atme aus und senke den Bauch.

   Wiederhole dies zumindest 3-mal.

Atmen, fühlen, spüren:

Mit jeder Einatmung wird der Körper mit neuer, frischer Energie, mit Sauerstoff und Atemluft versorgt.

Spüre, wie er dadurch immer leichter und entspannter wird. Mit jedem tiefen, bewussten Ausatmen entspannt der Körper immer mehr, fühle wie er in sich zusammensinkt, wie alle Anspannung nachlässt, wie Stress von dir abfällt.

Atme tief ein und spüre *Khumbaka* am Ende der Einatmung, wenn in marginalen Schritten, immer noch langsam aber stetig, ein wenig mehr Energie zuströmt bis der Endpunkt erreicht ist, in dem für einen Augenblick totale Ruhe und Entspannung eintritt.

Atme ruhig und tief aus und spüre wieder Khumbaka am Ende der Ausatmung: Spüre tiefste Ruhe, Gelassenheit, Friede.

Beobachte wie du allmählich das Gefühl bekommst, dein Körper würde schweben.

Wiederhole diesen Fluss von Einatmung und Hebung und Ausatmung und Senkung zumindest 3- bis 5-mal.

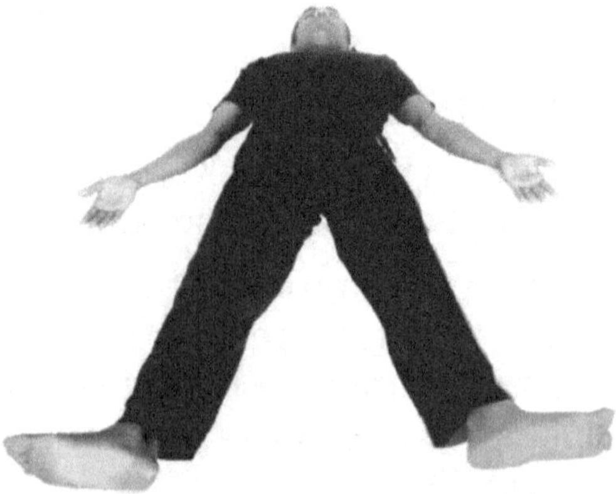

4.3. *DRT* Deep Relaxation Technique

Ihre Wirkung sollte auf körperlicher, energetischer, geistiger, emotionaler, intellektueller und spiritueller Ebene wahrnehmbar werden.

DRT erfolgt als Schritt für Schritt-Entspannung. Es handelt sich um eine geführte Meditation. Ihr Ziel ist auch, Achtsamkeitsentwicklung auf allen Körperabschnitten in 4 Phasen zu erreichen.

- Von den Zehen bis zu den Hüften. Dieser Bereich ist stellvertretend für die grobe körperliche Ebene. Als Resonanzverstärkung wird am Ende *A-Kara* gesungen.
- Vom Bauch bis zum Nacken und über Finger, Hände, Arme, Schultern. Ziel ist hierbei sowohl die physische als auch die energetische Ebene. Zur Resonanzverstärkung wird am Ende *U-Kara* gesungen.
- Dem Kopf. Angesprochen werden die physische, die energetische und die mentale Ebene. Zur Resonanzverstärkung wird im Kopfbereich *M-Kara* verwendet.
- Dem ganzen Körper. Es werden also noch einmal alle Ebenen berührt. Zur Resonanzverstärkung verwendet man die vorherigen Laute, in einem Klanglaut zusammengefasst: *A-U-M.*

Das Singen sollte jeweils dreimal laut und dreimal in Gedanken erfolgen, um Resonanz, Impulse und Entspannungswirkung noch stärker ins Bewusstsein zu bringen.

Phase 1:

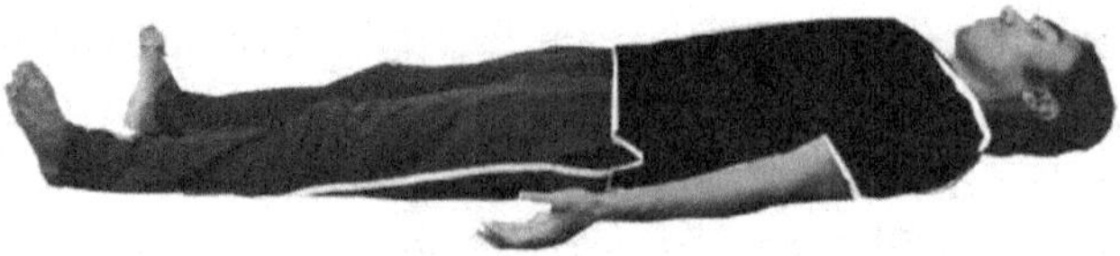

Savasana

1. Liege in *Savasana* (Leichenstellung) ganz bequem und entspannt auf dem Rücken, oder sitze so bequem und entspannt wie möglich auf deinem Stuhl. Augen geschlossen.
2. Die Beine bequem auseinander, Hände und Arme leicht vom Körper weg, die Handflächen zeigen locker und entspannt zur Decke. Entspanne das Gesicht mit einem Lächeln.
3. Bringe die Achtsamkeit zu deinen Zehenspitzen, bewege die Zehen noch einmal ganz sanft und entspanne sie.
4. Spüre deine Fußsohlen und entspanne sie.
5. Entspanne Zehen und Zehengelenke, Füße und Fußgelenke. Entspanne Wadenmuskeln und Schien- und Wadenbein.
6. Entspanne Kniekehle, Kniegelenk, ziehe die Kniescheiben nach oben und entspanne das ganze Knie.
7. Entspanne die Oberschenkelmuskeln und das Gesäß.

8. Entspanne Hüftgelenk, Leisten und Beckenknochen.
9. Entspanne Taille und Schoß, entspanne alle Teile unterhalb der Taille und genieße die Entspannung und Leichtigkeit, spüre ihr noch einmal nach und verstärke die ganze Wirkung durch dreimaliges lautes und leises Singen des Resonanzlautes **AAAAA**. Spüre die feinen Vibrationen, nervlichen Impulse in diesem Teil des Körpers.
10. Atme ein paar Mal ruhig weiter, Relaaaax.

Phase 2:

11. Bring deine Aufmerksamkeit auf deine Bauchgegend.
12. Entspanne unteren Rücken und Bauchdecke, mittleren Rücken, Magengrube und Brustbein und oberen Rücken und Brustkorb. Atme ruhig und tief.
13. Entspanne Finger und Fingergelenke, Hände und Handgelenke, Unterarme und Ellenbogengelenke, Oberarme mit Bizeps und Trizeps und Schultergelenken.
14. Entspanne Wirbelsäule mit Wirbelgelenken vom Steißbein bis zum Nacken.
15. Entspanne Leib und innere Organe (nach Wahl oder Notwendigkeit auch im Detail vom Magen über Darm, Bauchspeicheldrüse, Galle, Leber, Nieren, Blase und Milz).

16. Entspanne Lunge und Atemmuskulatur.
17. Entspanne Herz, Kreislauf und Gefäße.
18. Entspanne Schulterblätter, Hals und Nacken.
19. Entspanne alle Teile oberhalb der Taille bis zum Nacken und genieße die Entspannung und Leichtigkeit, spüre ihr noch einmal nach und verstärke die ganze Wirkung durch dreimaliges lautes und leises Singen des Resonanzlautes ***UUuuu***. Spüre die feinen Vibrationen und nervlichen Impulse in diesem Teil des Körpers.
20. Atme ein paar Mal ruhig weiter, Relaaaax.

Phase 3:

21. Richte deine Aufmerksamkeit auf deinen Kopf.
22. Kopfhaut und Gesichtshaut sind locker und entspannt.
23. Entspanne Hinterkopf, Schädeldecke, Stirn und Schläfen, Augenbrauen und Punkt zwischen den Augenbrauen. (Stirnchakra)
24. Entspanne Augenhöhlen, Augäpfel und Augenlider.
25. Entspanne Nase, Ohren und Mund, Wangenknochen und Backen.
26. Entspanne Kinn und vorderen Hals.
27. Entspanne Kiefergelenke und Kieferknochen.
28. Entspanne alle Gesichtsmuskeln noch einmal mit einem Lächeln.

29. Gehe mit deiner Aufmerksamkeit nun auch in deinen Kopf.
30. Entspanne Hirn, Rückenmark und gesamtes Nervensystem.
31. Entspanne deinen Geist und die stets unruhig umher kreisenden Gedanken. Geist und Gedanken kommen völlig zur Ruhe, der Geist ist total entspannt.
32. Spüre noch einmal der Entspannung nach und verstärke die ganze Wirkung durch dreimaliges lautes und leises Singen des Resonanzlautes ***M**MMMM*. Spüre die feinen Vibrationen und nervlichen Impulse in diesem Teil des Körpers.

Phase 4:

33. Richte deine Aufmerksamkeit auf deinen ganzen Körper. Spüre für etliche ruhige, bewusste Atemzüge die tiefe Ruhe und Entspanntheit, die sich nun eingestellt hat und verstärke die Wirkung durch das 3-malige laute und leise Singen der Resonanzlaute „A-U-M“ am Stück. spüre der tiefen inneren Ruhe nach und lass alles los.
34. Bleibe noch eine Weile ruhig so liegen, atme tief weiter und praktiziere ein *Resolving*, d.h. denke einen kurzen positiven Gedanken deine Gesundheit oder dein Wohlbefinden betreffend, nicht als Wunsch, sondern als Tatsache.
35. Wiederhole diesen Gedanken 20- oder 30-mal mantramäßig und atme dabei ruhig und acht-

sam weiter, bevor du langsam wieder in eine aufrechte Position kommst.

36. Wenn es dir körperlich möglich ist, verfahre dabei wie folgt:

37. Bringe deinen gestreckten rechten Arm über die rechte Schulter als Verlängerung zum Kopf.

38. Greife mit dem linken Arm über deinen Leib auf die rechte Bodenseite. Rolle dich dann langsam auf die gestreckte rechte Seite deines Körpers und bleibe so einige Atemzüge lang liegen.

39. Spüre die angenehme Spannung der gesamten rechten Seite, von den Füssen über die ganze Körperachse bis in die Fingerspitzen des gestreckten rechten Armes. Komme dann langsam in eine aufrecht sitzende Position.

40. Reibe die Hände fest aneinander.

41. Lege sie auf das Gesicht, ohne die Augen zu berühren. Streife mit deinen Händen über Gesicht, Kopf, Hinterkopf, vorderen und hinteren Hals.

42. Spüre noch einmal allen Veränderungen nach.

43. Streife und massiere mit der linken Hand die rechte Hand, den Unterarm, über die Schulter Richtung Herz. Mache dies auch mit dem anderen Arm.

44. Streife und massiere deine Füße, Beine, von unten nach oben, rechts und links.

45. Spüre noch einmal allen Veränderungen nach.
46. Massiere dann deinen Rücken, vom Gesäß anfangend nach oben und von den Schulterblättern dem Herzen zu.
47. Streife und massiere zum Abschluss die Vorderseite deines Körpers, vom Leistenbereich anfangend nach oben über Bauch und Brust, dem Herzen zu.
48. Spüre noch einmal alle nervlichen feinen Impulse.
49. Lege dann die Hände wie zum Gebet vor der Brust aufeinander und singe *OM Shanti Shanti Shanti hi* oder das *Sarve Bhavantu Mantra*. (Schlussmantra) laut oder in Gedanken oder höre es dir von der CD an.
50. Recke und strecke dich noch einmal, genieße und spüre all die angenehme Leichtigkeit.
51. Öffne langsam die Augen, nimm die Ruhe, die Kraft und Stärke, die nun in dir herrschen mit in den Tag.

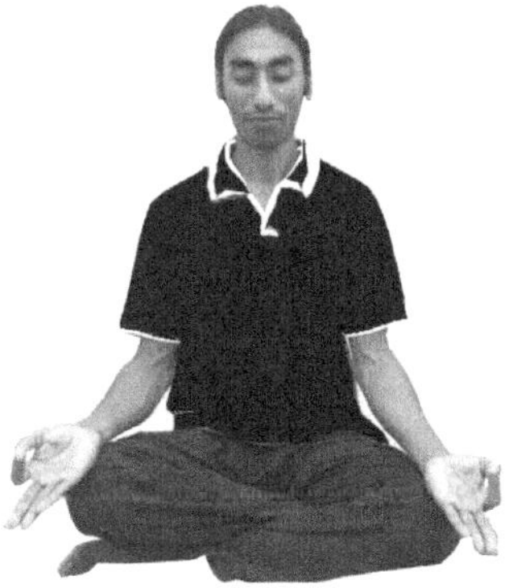

5. Awareness-Übungen

Vertiefung der Achtsamkeit

5.1. Awareness beim Atmen

Liege in *Savasana* (Leichenstellung) ganz bequem und entspannt auf dem Rücken oder sitze so bequem und entspannt wie möglich auf deinem Stuhl. Augen geschlossen. Die Beine bequem auseinander, Hände und Arme leicht vom Körper weg, die Handflächen zeigen locker und entspannt zur Decke. Entspanne das Gesicht mit einem Lächeln.

Stimme dich auf deinen Atem ein, werde immer ruhiger und langsamer in deiner Atemfrequenz.

5.1.1.

Richte deine Achtsamkeit auf den Atem, lass ihn ruhig und gleichmäßig fließen. Ein und aus. Beobachte das Heben des Bauches und das Senken während der Atmung.

Beobachte einfach nur, wie du mit jedem Atemschritt immer ruhiger wirst. Nimm wahr, wie sich dein Herzschlag, dein Puls und der ruhige Fluss des Atems vereinen und du eins wirst mit diesem ruhigen gleichmäßigen Strom.

5.1.2.

Achte nun auf deine Nasenspitze beim Einatmen. Spüre die Kühle der frischen Energie beim Einatmen an der Nasenspitze vorbeiziehen (*Pointed Awareness*) und die Wärme beim Ausatmen.

Es ist die Wärme der verbrannten Energie. Atme ruhig weiter ein und aus, spüre immer mehr der Kühle und Wärme nach.

Spüre nun auch an deinem Naseneingang (*linear Awareness*), in deinem Naseninneren (*Surface Awareness*), am Gaumen, am Rachen, am Kehlkopf vorbei und in der Luftröhre (*Surface Awareness*) den kühlen Luftstrom.

Nimm dir Zeit, um mit jedem neuen Einatmen immer tiefer in deinem Fühlen zu kommen. Eine Region nach der anderen, bis du am Ende den gesamten Fluss gleichmäßig wahrnimmst.

Atme so noch eine ganze Zeit lang weiter, um immer tieferes Spüren zu erreichen.

Genieße die tiefe Ruhe und Achtsamkeit, die sich immer mehr einstellt. Spüre einfach immer tiefer und feiner den Temperaturen des Luftstromes nach.

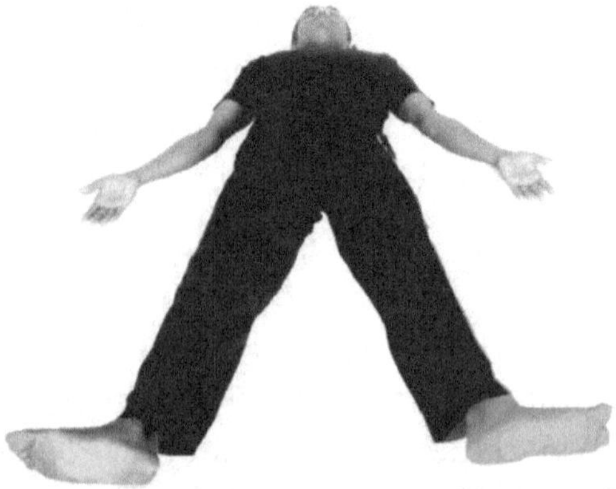

Liege in *Savasana* und beobachte den Atem

5.2. Awareness, Atem und Körper kombiniert

Liege in Savasana (Leichenstellung) ganz bequem und entspannt auf dem Rücken oder sitze so bequem und entspannt wie möglich auf deinem Stuhl. Augen geschlossen. Die Beine bequem auseinander, Hände und Arme leicht vom Körper weg, die Handflächen zeigen locker und entspannt zur Decke. Entspanne das Gesicht mit einem Lächeln. Wiederhole alle folgenden Übungen zumindest 3- bis 5-mal.

5.2.1. Forme *Chin Mudra*

Bringe Zeigefingerspitze auf Daumenspitze = *Pointed Awareness*.

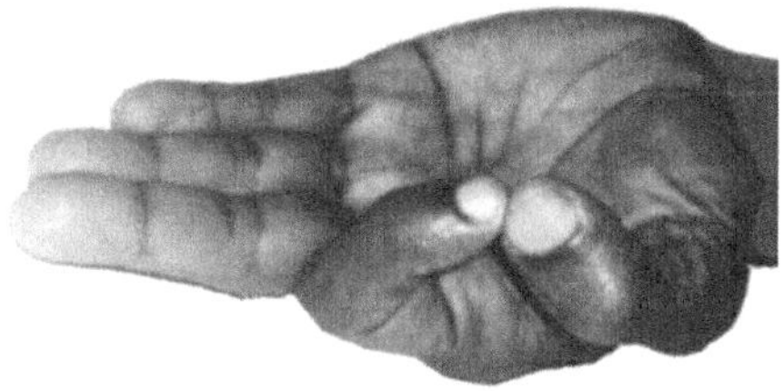

Atme tief und achtsam mittels Bauchatmung. Beim Einatmen presse Zeigefinger auf Daumen entweder mehrmals in kurzer Folge oder während des ganzen Einatmens durchgängig fest.

Spüre die feinen nervlichen Impulse, die zum Hirn streben.

Atme aus und löse den Druck der Finger, ohne diese ganz zu trennen. Achte auf alle feinen Veränderungen, die du spürst, an den Fingern, irgendwann an der ganzen Hand oder an anderen Stellen des Körpers.

Wiederhole dies immer wieder.

Atme ein, presse, atme aus, lass los, spüre nach. Atme ein, presse, halte länger, atme aus, lass los und spüre nach.

5.2.2. Forme *Chinmaya Mudra*

Forme *Chin Mudra* und beuge die übrigen Finger nach innen, so dass diese die Handflächen wie auf einer Linie berühren. Dies erzeugt *Linear Awareness.*

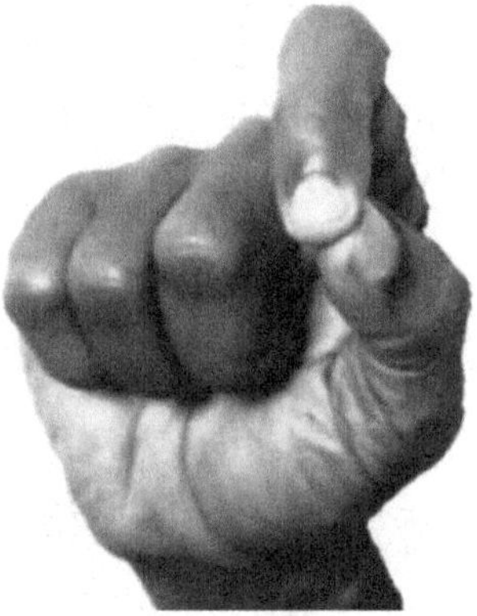

Presse Zeigefinger auf Daumen und die Fingerspitzen der übrigen Finger in die Handinnenfläche, entweder mehrmals in kurzer Folge oder während des ganzen Einatmens durchgängig fest.

Spüre die feinen nervlichen Impulse, die zum Kopf hin streben.

Atme aus und löse den Druck der Finger, ohne diese ganz zu trennen. Achte auf alle feinen Veränderungen, die du spürst, an den Fingern, irgendwann an der ganzen Hand oder an anderen Stellen des Körpers.

Atme tief ein und aus, diesmal ohne Bauchatmung, nur Thorax- oder Brustatmung.

Nun Ablauf wie bei 5.2.1.

5.2.3. Forme *Adi Mudra*

Beuge die Daumen zu den Handflächen nach innen und klappe die Finger über die Daumen.

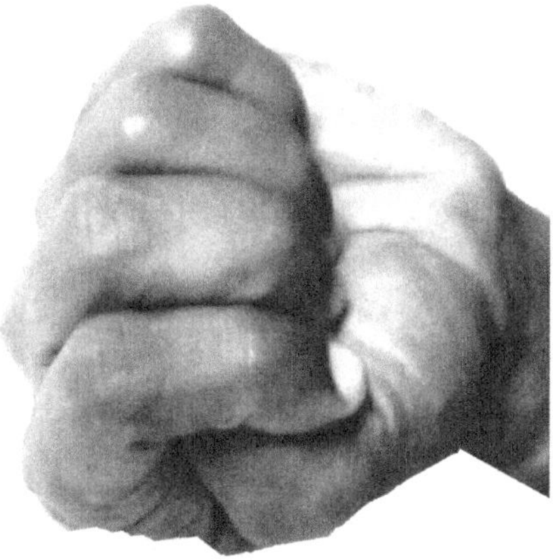

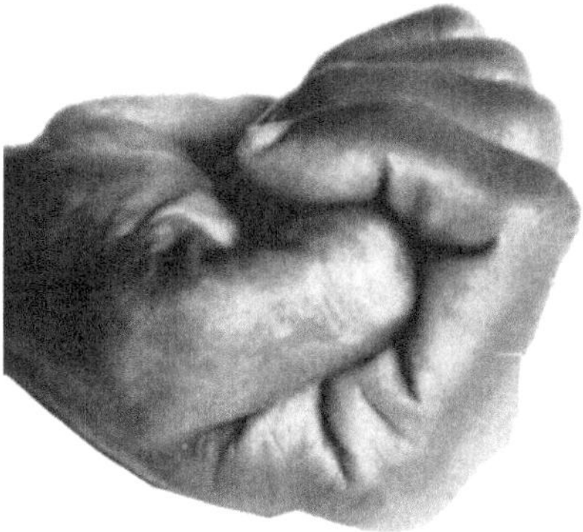

Dies erzeugt *Surface Awareness* auf den Flächen von Fingern und Handinnenflächen.

Die Atmung erfolgt nun nur über die Schulter- oder Kopfatmung.

Atme ansonsten wie bei den Stufen vorher und mit gleicher Achtsamkeit, diesmal aber eben nur über die Kopf-/Schulteratmung.

Weiterer Ablauf wie bei 5.2.1.

5.2.4. Forme *Brachma Mudra*

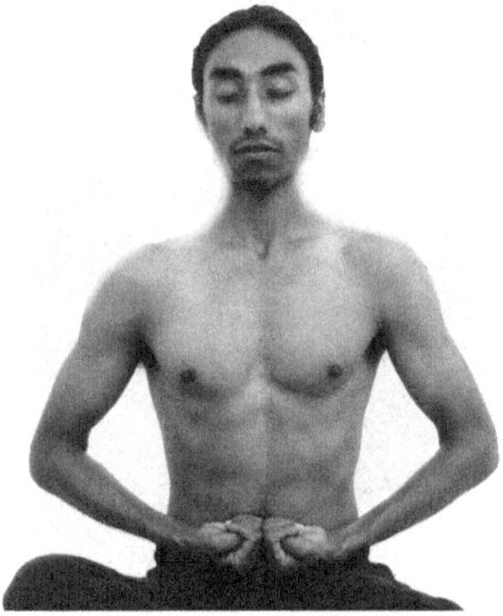

Balle beide Hände zur Faust. Bringe die Fäuste gegeneinander vor Brust oder Bauch. Dieses Mudra öffnet und weitet die Lungen und stimuliert besonders stark *Vyana Prana*, welches alle anderen Pranas harmonisiert und aufladen kann, falls sie schwach geworden sind.

Brachma Mudra belebt in besonderem Maße über *Vyana* das ganze energetische System.

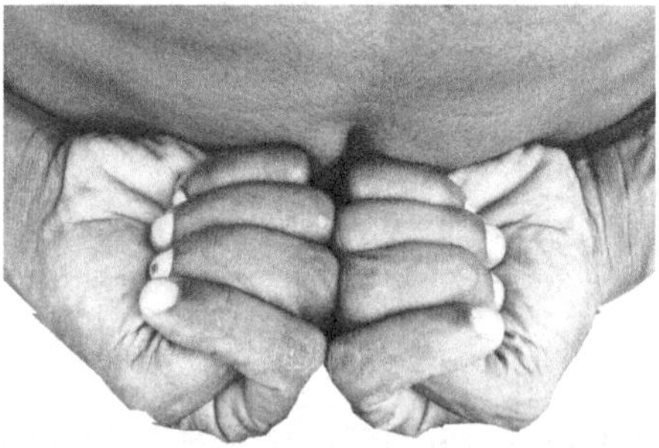

Atme nun nur über die volle Yogische Atmung, d.h. sektional nacheinander einatmen über Bauch-, weiterführend über Brust- und abschließend über Schulteratmung.

Ausatmung in gleicher Reihenfolge, über Bauch, Brust, Schulter.

Weiterer Ablauf wie bei 5.2.1.

6. PET - Pranic Energisation Technique

Energiearbeit
mit der Lebensenergie *Vyana Prana*

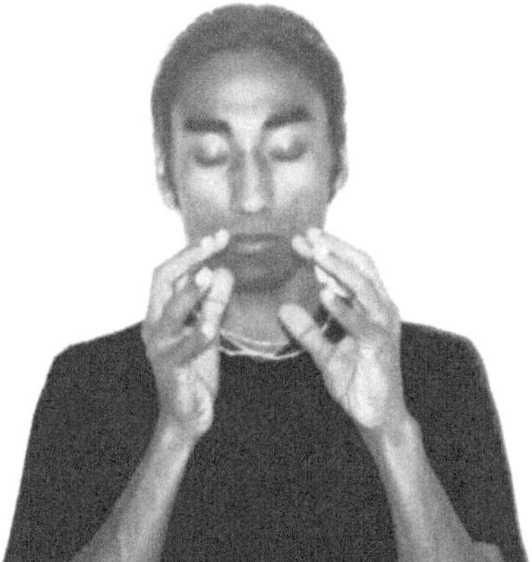

6.1. Erweckung, Wahrnehmen von *Vyana Prana*

Atme im Anschluss an die letzte Übung (5.2.4.) noch einige Male ruhig und tief weiter und spüre dabei all den Veränderungen und feinen nervlichen Impulsen, Kribbeln, Wärme, Kälte usw. nach. Halte die Ruhe und tiefe Achtsamkeit aufrecht.

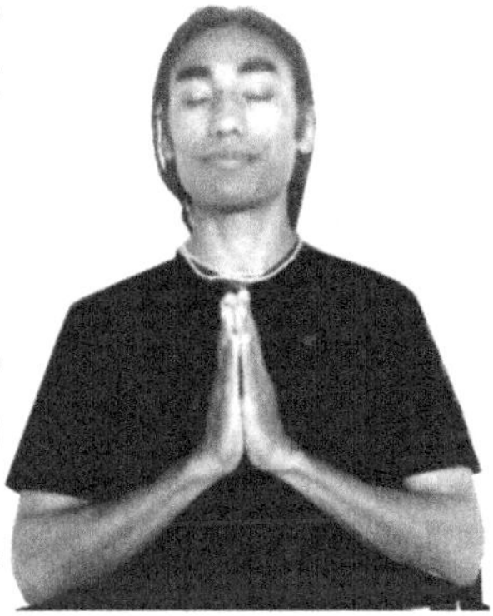

Lege dann beide Handflächen inklusive Fingern vor deiner Brust aneinander.
= ***Namaskar Mudra***.

Atme voll, tief und ruhig ein und presse die Handflächen aufeinander, atme aus und lass los. Atme so weiter wie in Übung 5.2.1. bereits beschrieben. Atme so lange weiter, bis du immer mehr Impulse auf der Oberfläche deiner Hände und auch bald an vielen anderen Punkten deines Körpers spürst.

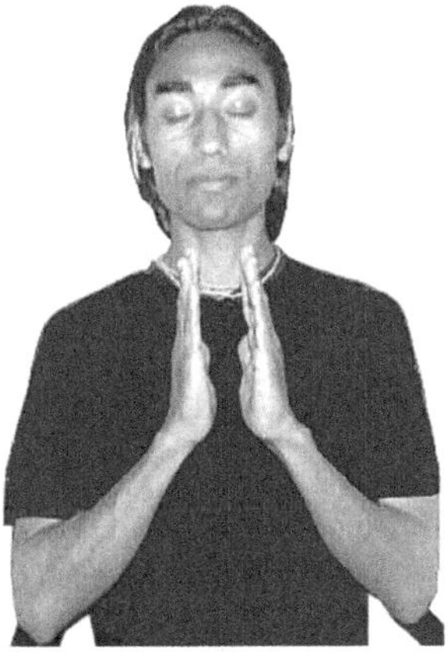

Je mehr und je achtsamer und je tiefer du diese Übung wiederholst, umso mehr feine Veränderungen werden spürbar werden.

Gehe nun mit den Handflächen ca. 2 Zentimeter auseinander und spüre *Vyana* zwischen den Handflächen pulsieren.

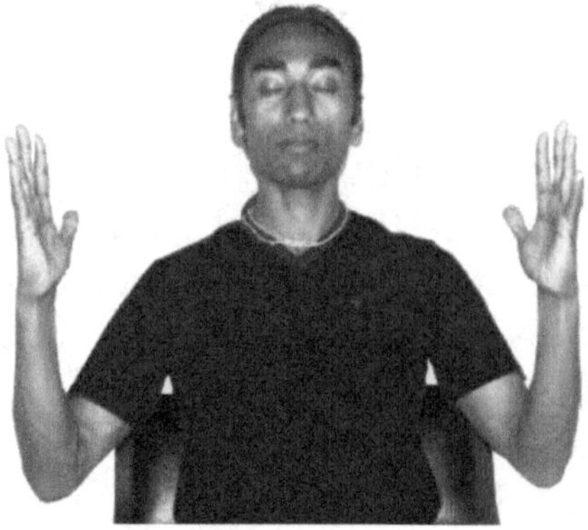

Gehe mit den Händen noch weiter auseinander und nimm wahr, dass der Energiefluss erhalten bleibt. Gehe schulterweit auseinander, spüre, nimm wahr.

Komme wieder näher zusammen, ohne die Handflächen sich berühren zu lassen und spüre immer den Impulsen nach.

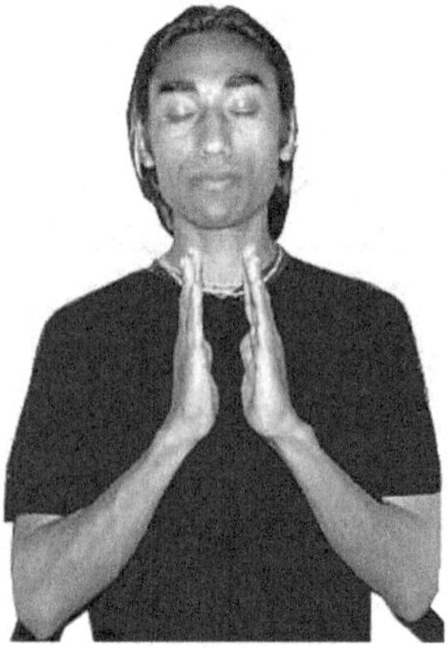

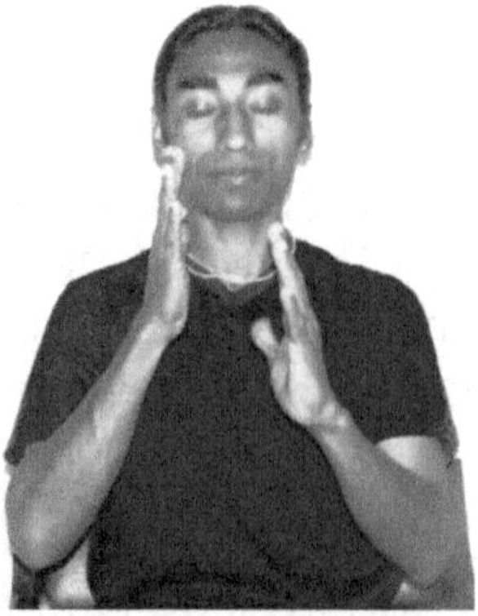

Rotation bedeutet: Die Handflächen kreisen aneinander vorbei.

Rotiere die Handflächen zueinander, links herum rechts herum, mehrfach zueinander kreisend.

Forme die Handflächen so, als würdest du einen Schneeball formen oder einen Ball halten und bewege die Impulse, die Energie.

Spiele mit diesem Ball, bewege ihn hin und her, rauf und runter und vertiefe so immer mehr deine Wahrnehmung.

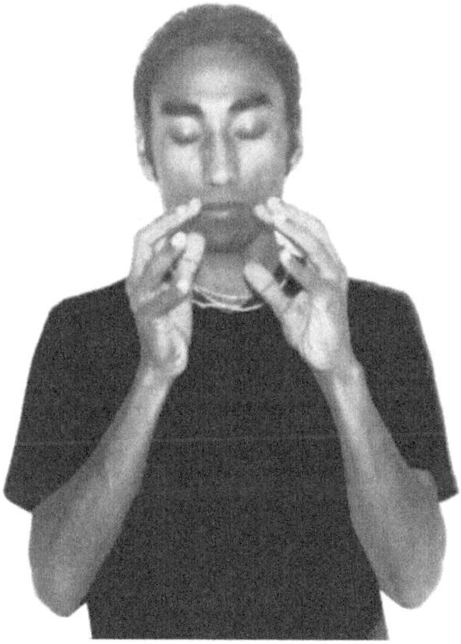

Es ist *Vyana Prana*, eine der Manifestationen der Lebensenergie Prana, die sich hier über deinen Körper ausgebreitet hat und die du immer intensiver spüren wirst, je mehr du diese Übungen trainierst.

Noch aber sind alle diese Impulse ungleich verteilt. Sie tauchen mal mehr, mal weniger auf, an manchen Stellen vielleicht sehr intensiv, an anderen vielleicht noch gar nicht.

Aus diesem Grund ist es im nächsten Schritt notwendig zu erlernen und zu üben, wie man *Vyana* über den ganzen Körper und auch im Körper gleichmäßig verteilt.

Dies erfordert ein hohes Maß an Achtsamkeit und Wahrnehmungsfähigkeit und setzt einige Zeit an vertieftem und regelmäßigem Üben voraus.

6.2. Zirkulation von *Vyana,* Vyana-Ausgleich

Lass nun *Vyana Prana* auf deiner ganzen Körperoberfläche zirkulieren. Visualisiere dabei die jeweilige Stelle, an der du dich befindest, sende in Gedanken den Atem dorthin, wenn du einatmest, denn mit jedem neuen Atemzug strömt neues Prana und neues Vyana Prana in deinen Körper.

Über Lunge, Herz und Blutkreislauf, über Nervensystem, *Nadis* und *Meridiane* gelangt es in jede einzelne Zelle deines Körpers. Es versorgt jede Zelle mit frischer Lebensenergie, es kann kranke Zellen heilen und verlorenes Zellmaterial durch eine Zunahme anabolischer Prozesse ersetzen.

Und wenn du ausatmest, befreit dieser Vorgang dich von unnötigem Ballast, verbrauchter Energie, totem Zellmaterial, aber auch von Stress und zerstörerischen Emotionen.

Atme ruhig, tief und bewusst weiter.

Lege dabei folgende gedankliche, visualisierende und sensorische Reise zurück: Zuerst mit deiner linken Körperhälfte, vergleiche den Unterschied beider Körperhälften, dann mit deiner rechten Körperhälfte, vergleiche wieder, zirkuliere nochmals, nun beide Körperhälften zusammen, vergleiche wieder.

Du spürst *Vyana* an der Ferse deines linken Fußes, an der Achillessehne, an der Wade, Kniekehle, Unterseite des linken Oberschenkels, am linken Gesäß, am unteren, mittleren, oberen linken Rücken und an der linken Schulter. Lass es kreisen, im Uhrzeigersinn, gegen den Uhrzeigersinn, spüre dem nach.

Nun spürst du Vyana an der Innenseite deines linken Armes, Bizeps und Trizeps, auf der Unterseite des linken Ellenbogengelenkes, lass Vyana in allen Gelenken kreisen, rechts herum und links herum.

Spüre Vyana an der Unterseite des linken Unterarmes und Handgelenkes, lass Vyana wieder kreisen, spüre es in deiner linken Handinnenfläche inklusive Fingern, ganz stark und deutlich an deinen Fingerspitzen, an der Oberseite der Finger der linken Hand, auf dem Handrücken, Oberseite des Handgelenkes, Unterarmes, Ellenbogengelenkes, Oberarmes und linkem Schultergelenk.

Spüre Vyana am linken hinteren Hals, Hinterkopf und Schädeldecke, auf linker Stirn und Schläfe, linken Augenbrauen, über linker Augenhöhle, Augapfel und Augenlid, linker Nasenseite, Ohr, Wange, Mund, Kinn und an linkem vorderen Hals.

Vyana ist auf deinem linken Brustkorb, Oberbauch, Unterbauch, Leiste und Hüftgelenk, lass es dort kreisen.

Und weiter spürst du Vyana auf der Oberseite des linken Oberschenkels, über dem linken Kniegelenk und Kniescheibe, lass es kreisen, links herum und rechts herum. Und gehe weiter zu linkem Schien- und Wadenbein, Fußgelenk, lass es dort kreisen und weiter strömen über Mittelfuß, Vorderfuß, Oberseite der Zehen, Zehenspitzen, Zehenballen, Fußballen, Fußsohle, Fersenballen und Ferse.

Nimm die starken Veränderungen und Impulse wahr und vergleiche die beiden Körperhälften.

Vollziehe den gleichen Vorgang nun mit der rechten Körperhälfte.

Vergleiche anschließend wieder beide Körperhälften. Fahre fort, indem du beide Körperhälften gleichzeitig im selben Schema energetisierst.

Vergleiche anschließend wieder linke Seite und rechte Seite, den Körper vorne und hinten, oben und unten.

Hast du das Gefühl, dass eine Stelle noch zu wenig Energie aufweist, dann sende dort extra *Vyana Prana* mit der nächsten Einatmung hin.

Hast du das Gefühl, dass an einer Stelle zu viel Energie ist, dann atme von dieser Stelle bewusst aus, oder sende die Energie in dein Sonnengeflecht (Solarplexus, unter dem Bauchnabel gelegen).

Atme nun noch eine ganze Weile ruhig weiter. Gelassen richtet sich deine Achtsamkeit auf den Fluss der feinen Impulse, um diese möglichst lange zu bewahren.

Beende die Zirkulation und Energetisierung mit dem Resolving:

Denke dir mantramäßig 20- bis 30-mal einen positiven, aber nicht selbstsüchtigen Gedanken deine Gesundheit oder dein Wohlbefinden betreffend, während du weiter atmest wie:

Ich bin gesund, mein Immunsystem ist stark,

oder

ich bin voller Energie.

Komme dann langsam wieder in eine aufrechte Sitzposition. Rolle dich hierbei zuerst auf die Seite, falls du gelegen hast und wenn du dies kannst, spüre die *linear Awareness* auf der ganzen Körperseite, bringe den oberen Arm über den Körper und erhebe dich mit Hilfe des anderen Armes, der sich über deinen Rumpf auf den Boden stützt in eine sitzende Position.

Reibe die Hände fest aneinander.

Lege sie auf das Gesicht, ohne die Augen zu berühren. Streife mit deinen Händen über Gesicht, Kopf, Hinterkopf, vorderen und hinteren Hals.

Spüre noch einmal allen Veränderungen nach.

Streife und massiere mit der linken Hand die rechte Hand, den Unterarm, über die Schulter Richtung Herz. Mache dies auch mit dem anderen Arm.

Streife und massiere deine Füße, Beine, von unten nach oben, rechts und links.

Spüre noch einmal allen Veränderungen nach.

Massiere dann deinen Rücken, vom Gesäß anfangend nach oben und von den Schulterblättern dem Herzen zu.

Streife und massiere zum Abschluss die Vorderseite deines Körpers, vom Leistenbereich anfangend nach oben über Bauch und Brust, dem Herzen zu.

Spüre noch einmal alle nervlichen feinen Impulse.

Lege dann die Hände wie zum Gebet vor der Brust aufeinander und singe *OM Shanti Shanti Shanti hi* oder das *Sarve Bhavantu Mantra* (Schlussmantra).

laut oder in Gedanken oder höre es dir von der CD an.

Recke und strecke dich noch einmal, genieße und spüre all die angenehme Leichtigkeit.

Öffne langsam die Augen, nimm die Ruhe, die Kraft und Stärke, die nun in dir herrschen mit in den Tag.

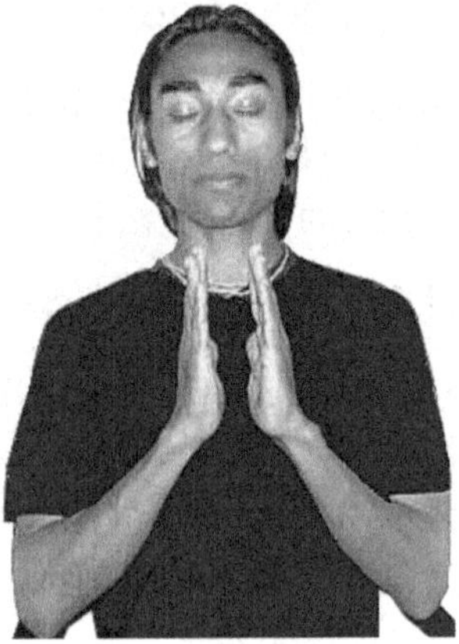

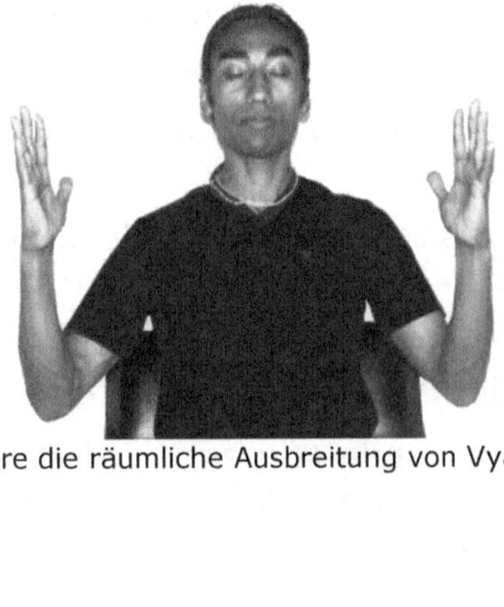

Spüre die räumliche Ausbreitung von Vyana

6.3. Ablauf einer Komplettsitzung *PET*

- Schließe die Augen, komme zur Ruhe, lächle.
- Lege die Hände wie zum Gebet vor der Brust aufeinander und höre das Anfangsmantra oder singe es selbst.
- Führe ein paar der aufgezeigten *Asanas* aus.
- Beginne nun mit den Atemübungen, nimm dazu eine bequeme aufrechte Sitzposition ein.
- *Kapalabhati* normal 3 Runden.
- *Nadi Suddhi* Wechselatmung
  1 Runde = 9 Wiederholungen.
- Sektionales Atmen mit A-U-M-Resonanzen am Ende.
- Yogische Komplettatmung mit AUM-Resonanz am Ende.
- Befreiende Atmung 5-mal.
- *Cooling Pranayama* 5-mal.
- *Brahmari* (einfach oder doppelt) 5–mal.
- Lege dich nun ganz entspannt auf den Rücken oder nimm eine entspannte Sitzposition ein.
- Führe *IRT* aus.
- Führe *DRT* mit A-U-M-Resonanzen am jeweiligen Bereichsende aus.
- Führe Achtsamkeitsübungen für den Atem aus.
- Führe Achtsamkcitsübungen für den Atem kombiniert mit *Mudras* aus.
- Erwecke *Vyana Prana.*

- *Vyana Prana* – Zirkulation und Ausgleich.
- Zirkuliere zuerst jede Körperhälfte einzeln. Lass Vyana in den Gelenken kreisen, zuerst im Uhrzeigersinn, dann gegen den Uhrzeigersinn. Fange mit der Zirkulation an der Ferse an, gehe über das untere Bein mit Achillesferse, Wade, Kniekehle, Unterseite des Oberschenkels, Gesäß, unteren Rücken, von der Schulter über Schultergelenk, Unterseite des Oberarmes mit Bizeps und Trizeps, Unterseite des Ellenbogengelenkes, den unteren Arm, Unterseite des Handgelenkes, Handinnenfläche, Unterseite der Finger, Fingerspitzen, Handrücken, Oberseite des Handgelenks und des Unterarms, Ellenbogengelenks und Oberarms, über Schulter, hinteren Hals, Hinterkopf, Schädeldecke, Stirn und Schläfe, Augenbraue, Augenhöhle, Augapfel, Augenlid, Nase, Ohr, Wange, Mund, Kinn, vorderen Hals, Schlüsselbein, Brustkorb, Oberbauch, Unterbauch, Hüftgelenk, Leiste, Oberseite des Oberschenkels, Oberseite des Kniegelenks, Kniescheibe, Oberseite des Fußgelenks, des Mittelfußes, Vorderfußes, Oberseite der Zehen, Zehenspitzen, Zehenballen, Fußballen, Fußsohle und Fersenballen.
- Wenn eine Körperhälfte zirkuliert ist, vergleiche das Gefühl, nervliche Impulse, Kribbeln, Wärme, Energiefluss mit der anderen Körperseite. Fühle den Unterschied, wie *Vyana* auf der nicht zirkulierten Seite noch nicht gleichmäßig strömt.

- Wiederhole nun mit der anderen Körperseite.
- Vergleiche beide Körperseiten noch einmal.
- Wiederhole die Zirkulation nun mit beiden Körperseiten gleichzeitig. Vergleiche wieder.
- Atme während der gesamten Zirkulation immer auch in die Körperregionen, in denen du dich gerade befindest. Du kannst deinen Atem, wenn er tief und bewusst ist, an jede Stelle deines Körpers gezielt lenken. Übe dies immer wieder in Gedanken, während du atmest.
- Sollte deine Achtsamkeit und Wahrnehmungsfähigkeit schon tief genug sein, dann kannst du auch mit beiden Körperhälften gleichzeitig beginnen.
- *Resolving*: Denke einen kurzen positiven Gedanken deine Gesundheit oder dein Wohlbefinden betreffend nicht als Wunsch, sondern als Tatsache. Wiederhole diesen Gedanken 20- oder 30-mal mantraartig und atme dabei ruhig und achtsam weiter.
- Komme langsam wieder in eine aufrechte Position. Rolle dich hierbei zuerst auf die Seite, spüre die *linear Awareness* auf der ganzen Körperseite, bringe den oberen Arm über den Körper und erhebe dich mit Hilfe dieses Armes in eine sitzende Position.
- Reibe die Hände fest aneinander.
- Lege sie auf das Gesicht ohne die Augen zu berühren. Streife mit deinen Händen über Gesicht, Kopf, Hinterkopf, vorderen und hinteren Hals.

- Spüre noch einmal allen Veränderungen nach.
- Streife und massiere mit der linken Hand die rechte Hand, den Unterarm, über die Schulter Richtung Herz.
- Mache dies auch mit dem anderen Arm.
- Streife und massiere deine Füße, die Beine, von unten nach oben, rechts und links.
- Spüre noch einmal allen Veränderungen nach.
- Massiere dann deinen Rücken, vom Gesäß anfangend nach oben und von den Schulterblättern dem Herzen zu.
- Streife und massiere zum Abschluss die Vorderseite deines Körpers, vom Leistenbereich anfangend nach oben, über Bauch und Brust dem Herzen zu.
- Spüre noch einmal alle nervlichen feinen Impulse.
- Lege dann die Hände wie zum Gebet vor der Brust aufeinander und singe *OM Shanti Shanti Shanti hi* oder das *Sarve Bhavantu Mantra.* (Schlussmantra) laut oder in Gedanken oder höre es dir von der CD an. Recke und strecke dich noch einmal, genieße und spüre all die angenehme Leichtigkeit.
- Öffne langsam die Augen, nimm die Ruhe, die Kraft und Stärke, die nun in dir herrschen mit in den Tag.

6.4. Weiterentwicklung der *PET*-Technik

Es setzt sicherlich einige Zeit an konsequentem Üben voraus, bis man immer mehr und mehr den Fluss der Energie, die Verteilung, eventuelle Ungleichgewichte etc. spürt.

Anfangs dauert es daher etwas und es empfiehlt sich, mit den Körperhälften nacheinander zu arbeiten.

Als nächstes kann man dazu übergehen, beide Körperhälften auf einmal, also gleichzeitig zu scannen. Mit zunehmender Praxis und damit zunehmender und tieferer Wahrnehmungsfähigkeit wird dies immer schneller vonstatten gehen.

Schon bald wird es genügen, den unteren, mittleren, oberen Körper ohne einzelne Details spürbar zu machen, zu energetisieren. In etwa folgendermaßen nach Beendigung der Phase **5.2 bis 6.1.**

„Vyana ist auf meinem ganzen unteren Körper, ich spüre ganz deutlich feine energetische Impulse."

„Vyana ist auf meinem ganzen mittleren Körper, ich spüre ganz deutlich feine energetische Impulse."

„Vyana ist auf meinem ganzen oberen Körper, ich spüre ganz deutlich feine energetische Impulse."

„Mein ganzer Körper ist eingehüllt und umgeben von Vyana Prana, umgeben von Lebensenergie."

Atme während all diesem ruhig und tief weiter. Bleibe so auf diese Impulse meditierend, sie wahrnehmend zumindest 10 Minuten liegen.

Du bist reine Wahrnehmung, nichts stört mehr, alles ist Energie, Lebensenergie.

Beende wie gehabt.

Nach einiger weiterer Zeit des Übens und Vertiefens wird es dir gelingen, bereits mit den ersten paar ruhigen und achtsamen Atemzügen und mit Hilfe des zur Ruhe gekommenen Geistes *Vyana Prana* auf einmal und ohne langwierige Vorbereitungen überall und gleichzeitig zu spüren und wirken zu lassen.

Nun hast du wirklich *Mastery over your mind*, die Lebensenergie steht dir in jedem Augenblick, an jedem Ort immer zur Verfügung.

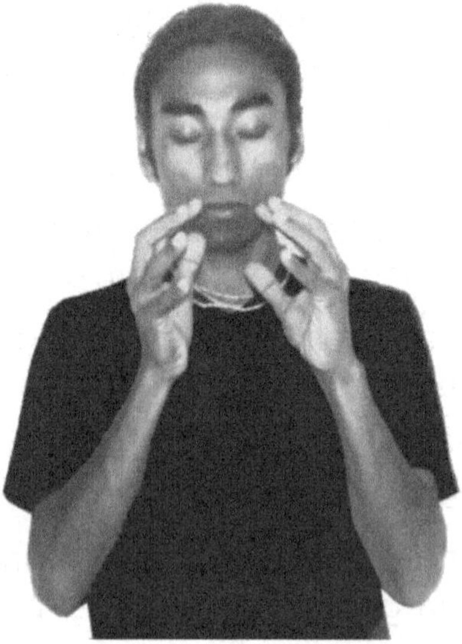

Es ist wie ein Lichtschalter, den du anschalten kannst – und schon wird es hell.

7. Meditation

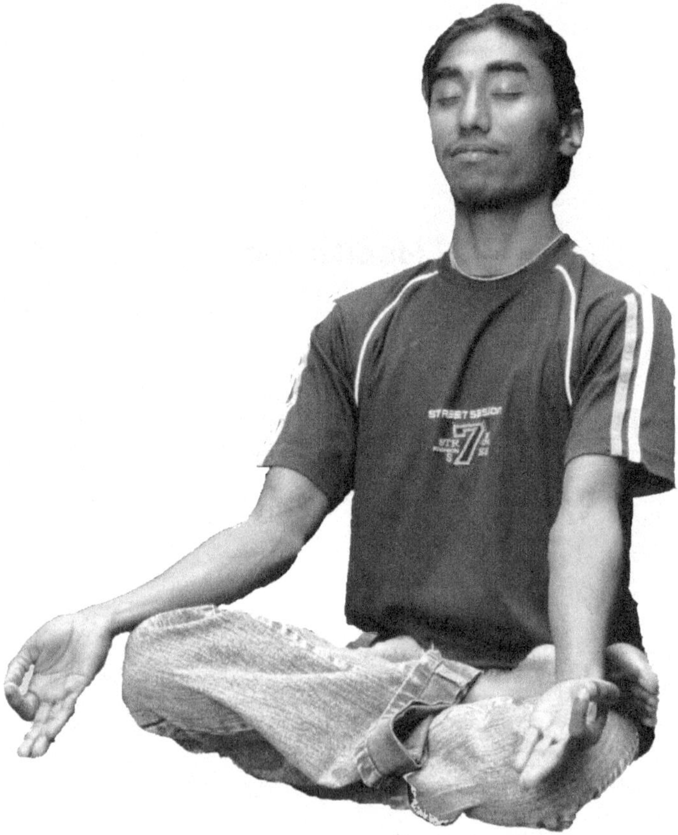

Hanish Yogi meditierend

7.1. Einige Grundgedanken zur Meditation

Mit beeinflusst durch die Arbeiten von Jon Kabatt-Zinn zur achtsamkeitsorientierten Meditation, von Deepak Chopra in *Quantum Healing* und maßgeblich durch die Arbeiten des Mind and Life Institute und der unter Federführung des 14. Dalai Lama Tendzin Gyatsho und Wissenschaftlern verschiedenster Forschungsgebiete und Nationalitäten abgehaltenen Mind Life Science-Konferenzen, bekam das Wissen über die gesundheitlich relevanten Aspekte verschiedener Meditationstechniken endlich auch den längst überfälligen Stellenwert in der westlichen Medizin.

Amerikanische Kliniken ohne achtsamkeitsorientierte Meditationen, oft auch „Clinical Meditation" genannt, sind nicht mehr vorstellbar. Zu groß sind inzwischen die Erkenntnisse und Nachweise der Wirksamkeit dieser Techniken auf Körper, Geist und Seele.

Folgende Ergebnisse und Wirkmechanismen lassen sich dabei zusammenfassen:

Regelmäßige Meditation wirkt tief beruhigend. Die Wirkung des meditativen Zustands ist neurologisch als Veränderung der Hirnwellen messbar, eine starke Zunahme von Alpha-Wellen die Folge. Der Herzschlag wird verlangsamt, die Atmung vertieft, Muskelspannungen, auch Spastiken werden reduziert.

Es wurden bei tibetischen Mönchen nach Meditation eine größere Aktivität im linken Stirnhirnlappen und verstärkte Gamma-Wellen im EEG nachgewiesen.

In psychologischen Studien mit erfahrenen Meditierenden wurden deutliche Verdickungen in Bereichen der Großhirnrinde, die wichtig für kognitive und emotionale Prozesse und Wohlbefinden sind, sowie eine Zunahme an Kreativität vor allem auch in der verbalen Ausdruckskraft festgestellt.

Darüber hinaus gibt es deutliche Nachweise, dass Meditation den Blutdruck, die Herzfrequenz und auch den Cholesterinspiegel senkt, Stress reduziert, negative zerstörerische Emotionen ausschaltet und durch die Wirkung auf die Prozesskette zwischen Amygdala und Hippocampus Hormon- und Immunsystem positiv beeinflusst.

Unabhängig davon, welche der möglichen Meditationstechniken man nun erlernen oder anwenden möchte, folgende Wirkungen sind allen gemeinsam:

Erleben eines vom Alltag getrennten Bewusstseinszustandes, in dem der Geist und das Denken befreit werden von der Herrschaft des gegenwärtigen Erlebens.

Der Meditierende kann wieder Herr seines Geistes, seines Denkens und nicht Sklave der auf ihn von außen einstürmenden Gedanken sein.

Frei von gewohnten Denkmustern, frei von Bewertungen und subjektiven Bedeutungen der Vergangenheit in manchmal auch schmerzlichen Erinnerungen, frei von den Plänen und Ängsten bezüglich der Zukunft. Ganz befreit von jeglichem Denken kann er dann wieder Herr über seinen Geist werden.

Die Meditationstechniken sollen helfen, einen Bewusstseinszustand zu erreichen, in dem äußerst klare, hellwache Wahrnehmung und tiefste Entspannung gleichzeitig stattfinden.

Es geht also vereinfacht ausgedrückt darum, mit klarem, hellwachen Bewusstsein den Augenblick, das Jetzt zu erleben, ohne von ständigen Gedankenketten gestört zu sein.

Die unstet und ständig kreisenden Gedanken sollen zur Ruhe kommen, idealerweise ganz aufhören.

Der Zustand in der Meditation lässt sich nur schwer beschreiben und wird von jedem Praktizierenden wohl ein wenig unterschiedlich erlebt werden.

Man muss es einfach selbst erfahren. Die Wirkung ist allerdings für jeden bei gelungener Meditation gleich:

Entspannend wie Tiefschlaf, nur dass Körper und Geist hellwach und klar sind.

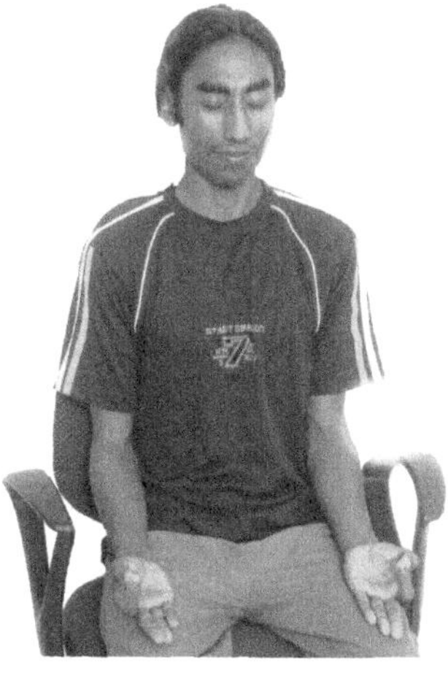

7.2. Die gebräuchlichsten Meditationsformen

7.2.1. Achtsamkeits-und Einsichtsmeditationen

Vipassana und *Zazen* sind die im Westen bekanntesten passiven Meditationsformen. Sie haben ihren Ursprung in den traditionellen buddhistischen Kontemplationsschulen. Der Meditierende sitzt in einer aufrechten Haltung und ist bestrebt, ein ausgewogenes Verhältnis von Spannung und Entspannung zu wahren. Ziel der Übungen ist, vollkommene Achtsamkeit für die geistigen, emotionalen und körperlichen Phänomene im gegenwärtigen Augenblick zu erlangen. Es soll erreicht werden, dass man nicht wertende und absichtslose Wahrnehmung im Hier und Jetzt findet, ohne an Gedanken, Empfindungen oder Gefühlen zu haften. Elemente hiervon finden sich in PET und MSRT.

7.2.2. Konzentrationsmeditationen

Bei der *Samatha-Meditation*, die auch Geistesruhe-Meditation genannt wird, konzentriert sich der Übende auf ein einziges Objekt wie zum Beispiel den spürbaren Atem, zunehmend spürbare feine energetische Impulse (bei PET, ausgelöst durch die Hilfsmittel der *Mudras*), ein imaginiertes Bild, einen einzigen Gedanken oder ein *Mantra*. Die konzentrierte Fokussierung auf einen Gegenstand führt zu einer Ausschaltung bzw. Ersetzen des alltäglichen Gedankenflusses und führt so zu einer tiefen Beruhigung des Geistes. Elemente hiervon finden sich auch in PET und MSRT und in den *Trataka-Meditationen*.

7.2.3. Transzendentale Meditation

Transzendentale Meditation (TM) ist eine von dem indischen Lehrer Maharishi Mahesh Yogi (1918-2008) und seiner Organisation TM vermittelte Meditationstechnik.

Aus ihrer Sicht ist es die authentische Meditationstechnik der vedischen Tradition, wiederbelebt durch Maharishis Lehrer Brahmananda Saraswati.

Sie ist frei von jeglicher Bindung an eine Religion oder Weltanschauung und daher vereinbar mit allen religiösen oder weltanschaulichen Überzeugungen.

Hilfsmittel der Technik ist ein Wort, ein *Mantra*, das auf einfache, natürliche und anstrengungslose Weise zu benutzen ist, ohne Einsatz von Konzentration oder Kontemplation.

Bei richtiger Anwendung soll der erfahrene TM-Meditierende tiefe Stille bei gleichzeitig erhöhter Wachheit erfahren.

Mit fortschreitender Praxis soll sich neben Wachen, Traum und Tiefschlaf der „vierte Hauptbewusstseinszustand" beim Ausübenden einstellen. Der Zustand, in dem hellwache Wahrnehmung und tiefste Entspannung und Ruhe sich gleichzeitig ereignen.

7.3. Tipps für eine gelungene Meditation

Die folgenden praktischen Hinweise betreffen alle hier im Weiteren dargestellten Meditationstechniken und die Phasen der jeweiligen Meditation.

- Regelmäßigkeit in Zeit und Ort beim Üben sind wichtig, da es so leichter fällt, den Geist und die Gedankenketten ruhig zu stellen.
- Die besten Zeiten sind der frühe Morgen, dann ist der Geist noch ruhig, unbelastet durch die Ruhe des Schlafes der vergangenen Nacht oder der frühe Abend, wenn der Tag mit all seinen fordernden Routinen beendet ist. Dann nimmt man die Kraft der Meditation mit in einen gesunden Schlaf.
- Eine Stunde vor der Meditation bitte nicht rauchen, möglichst keinen Alkohol und auch keinen vollen Magen.
- Versuche anfangs einen eigenen Raum oder Ort für die Meditation zu finden, an dem du ungestört bist.
- Wenn du erfahren genug bist, versuche dann aber vermehrt an allen möglichen Orten zu meditieren. Ich kann dies mittlerweile überall, selbst in der Wartehalle eines Flughafens oder Bahnhofs, unbeeindruckt von Durchsagen, Gesprächslärm und sonstigen störenden Einflüssen.
- Sitze in einer bequemen, festen Haltung. Wirbelsäule und Hals sollten aufrecht sein, jedoch

nicht angespannt. Es ist nicht notwendig, die Beine in *Padmasana* oder einer anderen klassischen Lotosstellung zu haben. Jeder Sitz mit gekreuzten Beinen ist ebenso ideal (z.B. der Schneidersitz). Aber selbst wenn dies nicht möglich ist, sei es krankheitsbedingt oder mangels einer geeigneten Sitzgelegenheit, lässt sich meditieren, natürlich auch im Liegen.

- Versuche zu Beginn deinen Geist durch einige ruhige, bewusste Atemzüge einzustimmen. Bring deine Achtsamkeit auf den immer ruhiger werdenden Fluss des Atems. Atme ein paar Minuten in tiefer Bauchatmung, nimm wahr, wie der Bauch beim Einatmen sich nach vorne wölbt und bei der Ausatmung zurückzieht. Nimm auch die Temperaturen beim Atmen wahr, wie in den Achtsamkeitsübungen gelernt.

- Halte den Atem in einem dir angenehmen Rhythmus. Zum Beispiel 3 Sekunden einatmen, 6 Sekunden ausatmen, wie unter Punkt 3, Atemübungen bereits gelernt. Das Regulieren des Atems reguliert den Fluss des *Prana*, der Lebensenergie. Wenn ein Mantra verwendet wird, sollte es mit dem Atem koordiniert werden.

- Anfangs wird der Geist noch herumwandern, aber schließlich - zusammen mit der Konzentration deiner Energien - konzentrierter und ruhiger werden.

- Zwinge deinen Geist nicht zur Ruhe. Das würde nur wieder Gedankenketten erzeugen, die die Meditation behindern. Wenn der Geist unstet weiterwandert, löse dich einfach von ihm, beobachte ihn wie ein Außenstehender. Er wird sich allmählich verlangsamen. Lass die Gedanken ruhig vorbeifliegen so wie Vögel um einen Baum kreisen, beobachte dies, nur lass sie keine Nester bauen in deinem Kopf.
- Wähle einen Konzentrationspunkt, an dem sich dein Geist ausruhen kann, wenn er ermüdet. Intellektuell veranlagte Menschen können sich das Konzentrationsobjekt im Bereich zwischen den Augenbrauen wählen, dem inneren Auge. Emotional veranlagte Menschen stellen es sich im Herzzentrum vor. Behalte diesen Punkt möglichst während der ganzen Sitzung bei. Konzentriere dich auf ein neutrales Objekt oder Symbol, dessen Bild du versuchst im Konzentrationspunkt zu fixieren oder zu visualisieren.
- Alternativ kann ein *Mantra* verwendet werden. Normal wird es geistig wiederholt, und die Wiederholung wird mit dem Atem in Einklang gebracht. Als Mantra kann OM oder So-ham oder dein eigenes individuelles verwendet werden. Wiederholen im Geist ist stärker, aber das Mantra kann auch laut wiederholt werden, besonders anfangs in der Lernphase.
- Man beginnt laut, immer leiser werdend, bis man es dem Geist zur Wiederholung übergibt. Beispielsweise: **OM OM OM OM OM OM OM**

- Diese stete Wiederholung führt dazu, dass irgendwann keine anderen Gedanken mehr auftauchen, da alle Stränge und Leitbahnen, die im Gehirn für das Verarbeiten von Gedanken vorhanden sind, immer mehr von dem Mantra oder Klanglaut besetzt werden. So tritt irgendwann ein Zustand ein, in dem Klangschwingung und Gedankenschwingung verschmelzen und man sich der Bedeutung nicht mehr bewusst ist. Auch das Mantra verschwindet, man erlebt einen unglaublichen Zustand der absoluten Ruhe und Leere bei klarstem Bewusstsein.
- Sollten sich zwischenzeitlich wieder andere Gedankenketten Raum schaffen, nimm das Mantra oder das Bild wieder auf, oder erhöhe die Frequenz der Wiederholung, bis wieder Freiheit von Gedankenketten erreicht ist. Gerade anfangs wird dies wohl häufiger auftreten, aber Schritt für Schritt wirst du immer weiter und tiefer kommen. Im Yoga wird dieser angestrebte Zustand der völligen Leere und Befreiung von Gedanken *Samadhi* genannt, ein Zustand, in dem sich die Dualität zwischen Subjekt und Objekt aufgelöst hat. Sri Raghuram nannte das immer: "The seer, the seen and the seeing becomes one." Im Klartext: Der, der sieht, das Sehen und das Gesehene werden eins.
- Beginne die Meditationspraxis anfangs mit einer Dauer von 5 Minuten und steigere sie langsam auf 20 bis 30 Minuten oder auch mehr.

7.4. Meditationssitze oder -haltungen

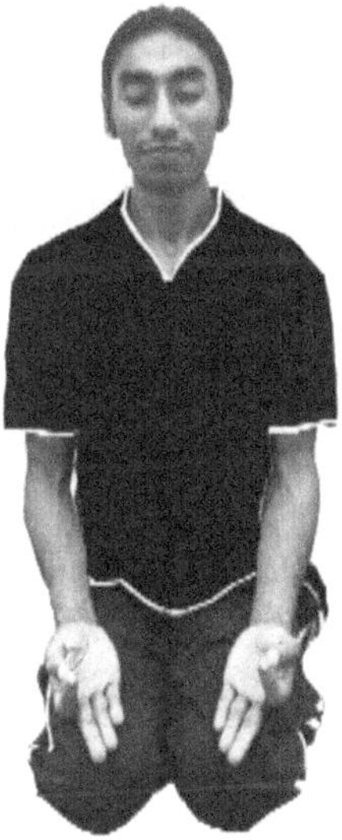

7.4.1. Vajrasana-Meditationssitz mit Chin Mudra

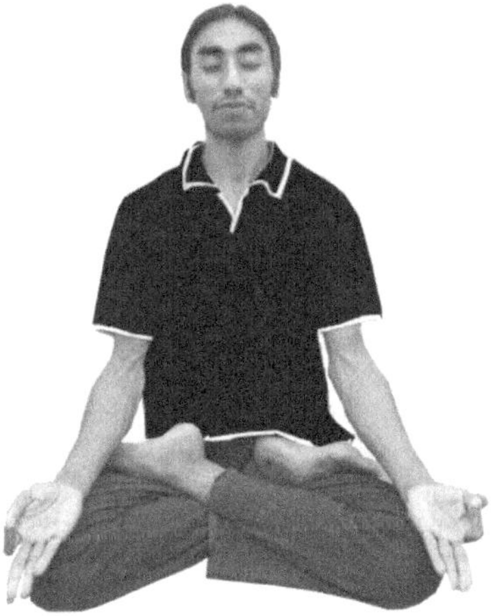

7.4.2. Padmasana-Meditationssitz mit Chin Mudra

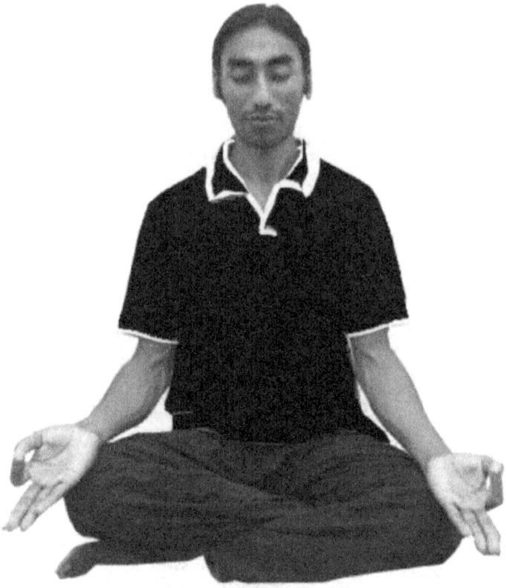

7.4.3. Sukhasana-Meditationssitz mit Chin Mudra

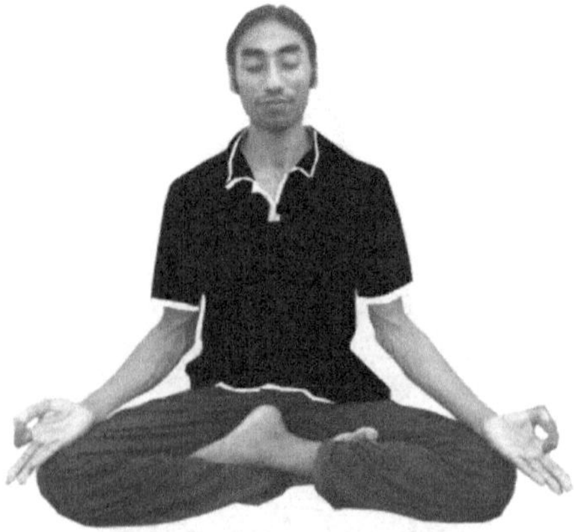

7.4.4. Siddhasana-Meditationssitz mit Chin Mudra

Für alle, denen ein Sitzen in diesen Positionen nicht möglich ist, können die Übungen natürlich auch auf dem Stuhl, im Rollstuhl oder auch sitzend oder sogar liegend im Bett ausgeführt werden.

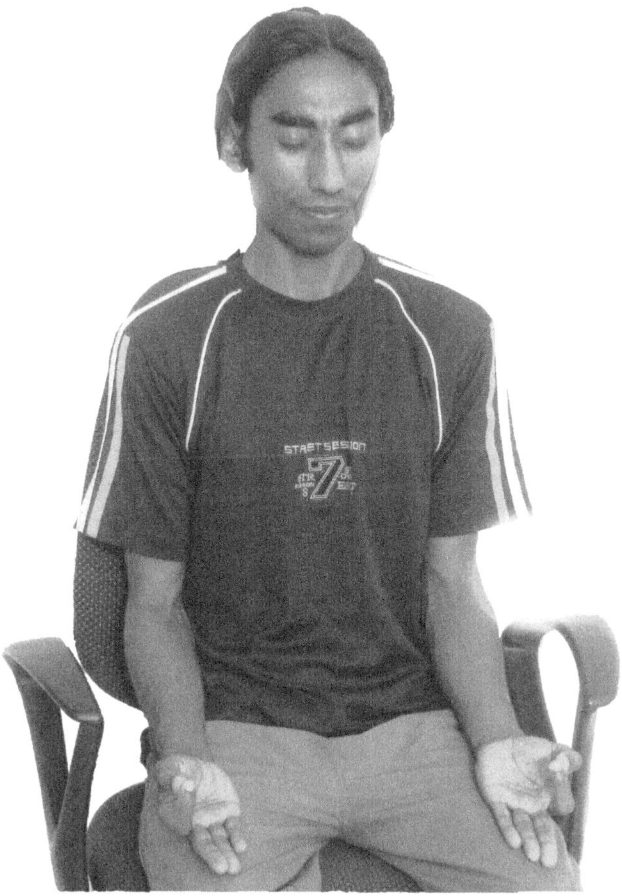

Sitzend auf dem Stuhl, im Rollstuh oder im Bett

Es geht hier schließlich primär um „mastery over mind" und weniger um Asana-betonte Körperarbeit.

7.5. Übungsanleitung zu den verwendeten Meditationen

7.5.1. Einfache *Trataka*-Meditation

Trataka ist die einfachste Meditationsform. Das feste Starren auf einen bestimmten Punkt oder ein Objekt, meist eine Kerzenflamme, ohne mit den Augen zu zwinkern, wird Trataka genannt. Es dient besonders dazu, Konzentrationsfähigkeit und geistige Konzentration zu entwickeln. Man sitzt in *Padmasana (Lotossitz*) oder *Siddhasana* (eine andere Sitzhaltung mit gekreuzten Beinen). Natürlich kann man auch aufrecht auf einem Stuhl oder im Rollstuhl oder im Bett sitzen oder liegen. Man starrt sehr fest auf das Bild oder den Punkt. Auch das Starren auf die Nasenspitze oder auf den Punkt zwischen den Augenbrauen ist *Tratak*, diese Methode führt bei manchen zu Kopfschmerzen, weswegen wir uns hier auf die Form mit der Kerze beschränken. Immer wenn man auf einen bestimmten Punkt oder ein Bild starrt, ist das Tratak.

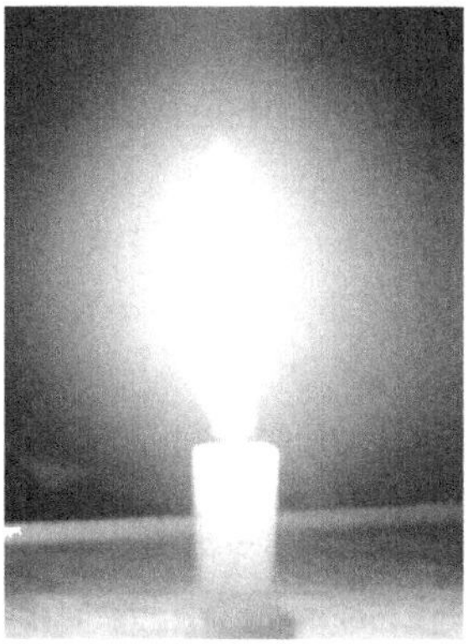

Auch das Bild einer Kerzenflamme auf dem Bildschirm des PCs oder Laptop erfüllt den Zweck. Bei stärker geschädigten Sehnerven empfiehlt es sich aber größere, einfachere Objekte zu wählen.

Anleitung

Vorbereitung:

Stelle eine brennende Kerze ca. 2 bis 2,5 Meter vor dir auf.

Sitze in einer entspannten und aufrechten Haltung davor. Schließe die Augen, führe deine Achtsamkeit auf deinen Atem. Atme ein paar Mal tief und ruhig ein und aus.

Wenn du ruhiger geworden bist, schließt du 3 Runden *Kapalabhati* **(Kapitel 3.1.)** an, in dem Rhythmus und der Länge, die für dich angenehm sind.

Verwende die Resonanzlaute **A, U, M** in den Pausen zwischen den einzelnen Runden.

Erste Runde, dann Pause mit 3-mal möglichst langem und laut gesungenem **A**, dann zweite Runde, anschließend Pause mit 3-mal **U**, nach der dritten Runde 3-mal auf **M.**

Fahre fort mit einer Runde *Nadi Sudhi* - Wechselatmung mit 5 bis 9 Wiederholungen auf jeder Seite **(siehe Kapitel 3.2.)**

Spüre wie du immer entspannter und gelassener wirst durch den ruhigen Fluss des Atems.

Phase 1:

Öffne die Augen und starre konzentriert, ohne mit den Augen zu zwinkern in das Zentrum der Flamme. Dein Atem fließt dabei ruhig und gelassen weiter, deine Achtsamkeit gilt dem Zentrum der Flamme, etwa beim Docht, nur diesem Punkt.

Spüre, wie mit der Flamme Licht, Energie und angenehme Empfindungen der Ruhe in dich strömen.

Es kann nach einer Weile passieren, dass die Augen feucht werden oder Tränen fließen. Dies ist ein gutes Zeichen und es reinigt die Augen.

Wende aber keinen übermäßigen Zwang an, falls die Augen zu zwinkern oder blinzeln anfangen, schließe dann einfach kurz zwischendurch die Augen, bis sie sich wieder beruhigt haben.

Halte die Augen offen, so lange du ohne Anstrengung kannst, durch Üben wirst du dich von anfangs vielleicht einer Minute auf 2, 3, 5 Minuten steigern.

Phase 2:

Jetzt schließe die Augen sanft und gehe mit deiner Wahrnehmung auf das, was du mit geschlossenen Augen sehen kannst.

Lass dabei die Augen ganz entspannt. Vielleicht siehst du ein Nachbild der Kerzenflamme. Vielleicht auch in einer anderen Farbe oder das Negativbild.

Vielleicht siehst du einfach nur verschiedene Farben und Formen, die sich langsam verändern.

Oder es ist einfach nur gleichmäßig dunkel. Beobachte mit geschlossenen Augen, was du sehen kannst und sei dabei ganz bewusst.

Bleibe in diesem Zustand in etwa genauso lange wie in Phase 1.

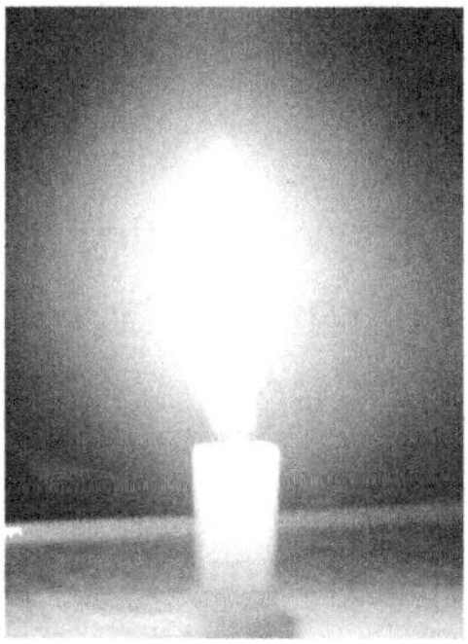

Phase 3:

Wiederhole die Phase 1

Phase 4:

Wiederhole die Phase 2

Phase 5:

Schließe nun wieder die Augen und beobachte, was du mit geschlossenen Augen sehen kannst.

Achte dabei darauf, dass die Augen ganz entspannt sind, als ob du dabei ins Unendliche schaust.

Richte **diesmal** deine Aufmerksamkeit besonders darauf, was du im Punkt zwischen den Augenbrauen sehen oder spüren kannst oder auch etwas darüber.

Erwarte nichts Konkretes, sondern werde dir einfach nur bewusst, was du im Punkt zwischen den Augenbrauen spüren oder sehen kannst. Und lass dich durch diese Empfindung zu tiefer Entspannung und Gelassenheit leiten.

Phase 6:

Öffne die Augen noch einmal.

Schaue wieder in Richtung der Flamme. Aber diesmal durch die Flamme hindurch, ohne die Flamme zu fokussieren. Versuche an ihr vorbei zu schauen, durch sie hindurch. Defokussiere, um alles wahrzunehmen und ohne an irgendetwas konkret zu haften. Defokussiere, schau durch die Flamme hindurch, nimm alles gleichzeitig wahr.

Dabei wirst du vielleicht einen wunderschönen Lichtkranz um die Flamme herum wahrnehmen können oder einfach nur Wärme oder Ruhe oder Frieden. Und zu einem sehr schönen, meditativen Zustand kommen.

Lasse so das Licht der Flamme ganz auf dich wirken und dich zur inneren Stille führen.

Phase 7:

Schließe noch einmal die Augen.

Halte die Augen vollkommen entspannt und stelle dir vor, du schaust mit geschlossenen Augen weit in die Unendlichkeit.

Während du so mit geschlossenen Augen weit weg leicht nach oben schaust, werde dir wieder bewusst, was du in der Mitte der Stirn spüren kannst. Bleibe so konzentriert, entspannt und ganz ruhig.

Tratak verbessert das Augenlicht. Augenleiden können beseitigt oder verbessert werden, der Sehnerv wird gestärkt. Tratak entwickelt auch Konzentrationsfähigkeit bis zu einem hohen Grad und stärkt und heilt den eventuell angegriffenen Sehnerv.

7.5.2. Fortgeschrittene Trataka-Meditation

Vorbereitung:

Stelle eine brennende Kerze ca. 2 bis 2,5 Meter vor dir auf.

Sitze in einer entspannten und aufrechten Haltung davor. Schließe die Augen, führe deine Achtsamkeit auf deinen Atem. Atme ein paar Mal tief und ruhig ein und aus.

Wenn du ruhiger geworden bist, schließt du 3 Runden *Kapalabhati* **(Kapitel 3.1.)** an, in dem Rhythmus und der Länge, die für dich angenehm sind.

Verwende die Resonanzlaute **A, U, M** in den Pausen zwischen den einzelnen Runden.

Erste Runde, dann Pause mit 3-mal möglichst langem und laut gesungenem **A**, dann zweite Runde, anschließend Pause mit 3-mal **U**, nach der dritten Runde 3-mal auf **M.**

Fahre fort mit einer Runde *Nadi Sudhi* - Wechselatmung mit 5 bis 9 Wiederholungen auf jeder Seite. **(siehe Kapitel 3.2.)**

Spüre wie du immer entspannter und gelassener wirst durch den ruhigen Fluss des Atems.

Phase 1:

Öffne die Augen und starre konzentriert, ohne mit den Augen zu zwinkern in das Zentrum der Flamme. Dein Atem fließt dabei ruhig und gelassen weiter, deine Achtsamkeit gilt dem Zentrum der Flamme, etwa beim Docht, nur diesem Punkt.

Spüre, wie mit der Flamme Licht, Energie und angenehme Empfindungen der Ruhe in dich strömen.

Es kann nach einer Weile passieren, dass die Augen feucht werden oder Tränen fließen. Dies ist ein gutes Zeichen und es reinigt die Augen.

Wende aber keinen übermäßigen Zwang an, falls die Augen zu zwinkern oder blinzeln anfangen Schließe dann einfach kurz zwischendurch die Augen, bis sie sich wieder beruhigt haben.

Halte die Augen offen, so lange du ohne Anstrengung kannst, durch Üben wirst du dich von anfangs vielleicht einer Minute auf 2, 3, 5 Minuten steigern.

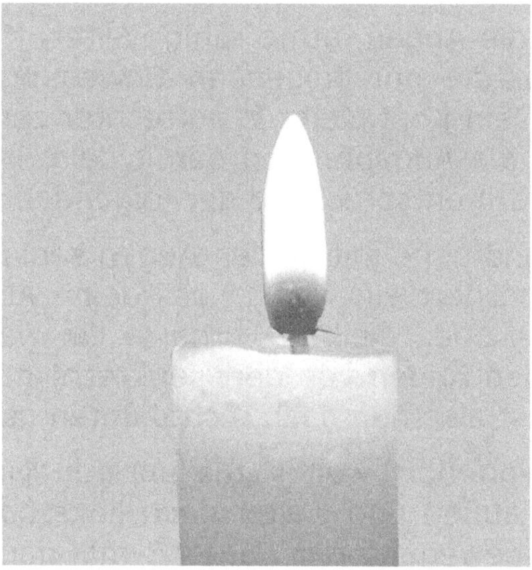

Phase 2:

Jetzt schließe die Augen sanft und gehe mit deiner Wahrnehmung auf das, was du mit geschlossenen Augen sehen kannst.

Lass dabei die Augen ganz entspannt. Vielleicht siehst du ein Nachbild der Kerzenflamme. Vielleicht auch in einer anderen Farbe oder das Negativbild. Vielleicht siehst du einfach nur verschiedene Farben und Formen, die sich langsam verändern. Vielleicht ist es auch einfach nur gleichmäßig dunkel. Beobachte mit geschlossenen Augen, was du sehen kannst und sei dabei ganz bewusst.

Bleibe in diesem Zustand in etwa genauso lange wie in Phase 1.

Phase 3:

Öffne nun die Augen, atme ruhig weiter. Konzentriere dich auf die nun folgenden Bewegungen deiner Augäpfel. Dein Kopf bleibt in aufrechter zentraler Position, nur die Augäpfel und damit dein Sehen, dein Blick wandern entsprechend der folgenden Anleitung.

Atme ein und gehe mit beiden Augen senkrecht nach oben, bleibe dort ein wenig, lass deine Augen dann nach rechts oben gleiten, verharre ein wenig, dann gehe mit den Augen von dort senkrecht nach unten, dein Blick ist also nun nach rechts unten gerichtet.

Wandere von dort weiter zur unteren Mitte, dann nach links außen und weiter nach links oben. Führe diese Kreisbewegung der Augen 3-mal nacheinander durch.

Kehre zur zentralen Mittelposition zurück.

Schließe dann wieder die Augen, atme 1 bis 2 Minuten ruhig und entspannt weiter.

Phase 4:

Wiederhole die Phase 1

Phase 5:

Wiederhole die Phase 2

Phase 6:

Öffne nun die Augen, atme ruhig weiter. Konzentriere dich nun auf die folgenden Bewegungen deiner Augäpfel.

Dein Kopf bleibt in aufrechter, zentraler Position, nur die Augäpfel und damit dein Sehen, dein Blick wandern entsprechend der folgenden Anleitung.

Führe nun die gleichen Bewegungen der Augen aus wie in Phase 3, nur in entgegengesetzter Laufrichtung wie zuvor. Wiederhole 3-mal die Kreisbewegung.

Schließe die Augen, atme 1 bis 2 Minuten ruhig und entspannt weiter.

Phase 7:

Öffne die Augen noch einmal.

Schaue wieder in die Flamme. Und nur in die Flamme. Diesmal ohne die Flamme zu fokussieren. Also ohne die Flamme fest anzuschauen, defokussiere und nimm alles gleichzeitig wahr.

Es ist, als ob du durch die Flamme hindurchschaust.

Dabei wirst du vielleicht einen wunderschönen Lichtkranz um die Flamme herum wahrnehmen können oder einfach nur Wärme oder Ruhe oder Frieden und zu einem sehr schönen, meditativen Zustand kommen.

Lasse so das Licht der Flamme ganz auf dich wirken und dich zur inneren Stille führen.

Phase 8:

Schließe noch einmal die Augen.

Halte die Augen vollkommen entspannt und stelle dir vor, du schaust mit geschlossenen Augen weit in die Unendlichkeit, aber leicht nach oben.

Während du so mit geschlossenen Augen weit weg leicht nach oben schaust, werde dir wieder bewusst, was du in der Mitte der Stirn spüren kannst.

Bleibe so konzentriert, entspannt und ganz ruhig.

Atme noch einige Minuten ruhig und entspannt mit geschlossenen Augen weiter, spüre der tiefen inneren Ruhe nach.

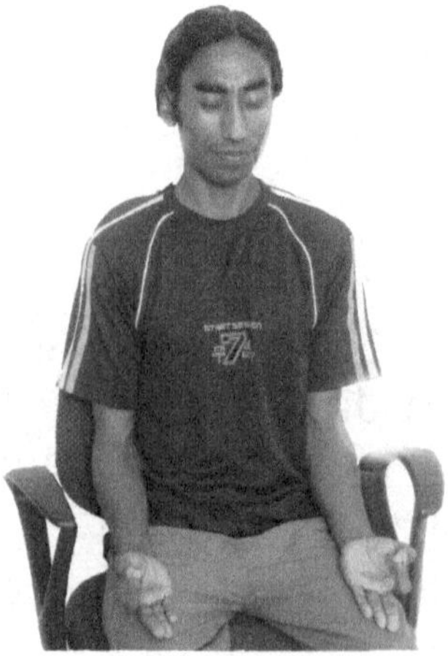

7.5.3. Einfache Mantra-Meditation auf OM oder einen anderen Klanglaut

Vorbereitung: Entspannungsphase

Sitze in möglichst aufrechter, entspannter Haltung im *Lotossitz,* Schneidersitz oder auf deinem Stuhl oder Rollstuhl.

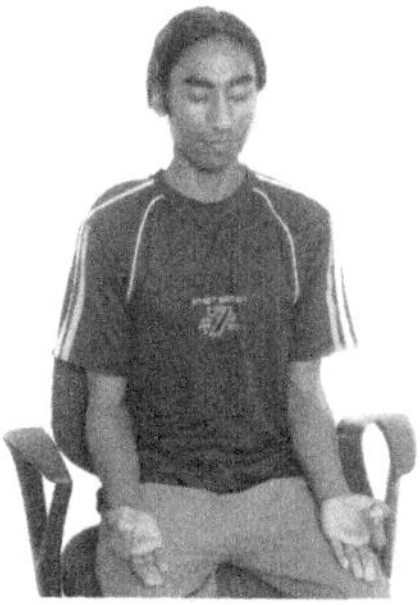

Beginne mit 3 Runden Stoßatmung. (*Kapalabhati* siehe Kapitel 3.1.1.)

Fahre dann mit einer Runde Wechselatmung fort. (*Nadi Sudhi* siehe Kapitel 3.1.2.)

Versuche dabei deine Wahrnehmung immer mehr auf den ruhiger werdenden Fluss des Atems zu legen, spüre das Heben und Senken des Bauches, spüre die Kühle und Wärme und versuche immer mehr, eventuell störende Gedanken vorbeiziehen zu lassen, ohne ihnen Bedeutung beizumessen.

Verwende aus den Entspannungs- und Achtsamkeitsübungen die, die dir am angenehmsten sind und dich am besten in Ruhe und tiefe Achtsamkeit führen.

Wenn du mehr Zeit hast, kannst du auch vorab mit ein paar Körperübungen oder Körper-Klang-Atem-Übungen beginnen, da diese Achtsamkeit und Ruhe noch mehr vertiefen.

Nach kurzer Zeit wirst du spüren, dass du ganz ruhig bist, dass Atemfluss und Herzschlag und Bewegung des Bauches eins geworden sind.

Beginne nun **OM OM OM OM OM** oder dein persönliches Mantra oder deinen persönlichen Klanglaut zu intonieren. Werde dabei von Mal zu Mal leiser, bis du dies nur mehr in Gedanken tust.

Hauptteil: Meditationsphase

Versuche anfangs noch das Mantra oder deinen Klanglaut weiter in Gedanken zu singen, bis dies von selbst zum Stillstand kommt.

Richte dein inneres Auge auf den Punkt zwischen den Augenbrauen, nur richten, nichts projizierend. Zwinge dich zu nichts, beobachte einfach nur, was geschieht. Sollten störende Gedanken auftauchen, lasse sie beobachtend vorbeiziehen, aber beschäftige dich nicht mit ihnen. Sie können kommen und gehen, deinen Kopf und deinen Geist wie ein Vogel einen Baum umkreisen, nur Nester bauen und sich niederlassen sollten sie nicht.

Wenn sie zu hartnäckig in dir herumschwirren, so greife das Mantra wieder auf und erhöhe notfalls Intensität und Frequenz (Häufigkeit) deines Mantra.

OM OM OM OM OM OM OM OM OM OM OM OM OM OM OM

Versuche dabei deinen dir eigenen Rhythmus und Ablauf zu entwickeln, wie du das Mantra in deinen Atem integrierst. Zum Beispiel im Normalzustand einmal beim Einatmen, einmal beim Ausatmen. Bei störenden Gedanken 3-mal oder 5-mal oder auch mehr.

Bald werden die störenden Gedanken aufgeben und verschwinden, da sie keine freien Plätze mehr in deinem Hirn finden, um Reaktionsketten auszulösen. Frei von störenden Gedanken, frei von destruktiven Emotionen, tritt immer mehr tiefe Ruhe und Gelassenheit ein, dein Mantra verschwindet wieder und du wirst tiefe Ruhe bei wachem, hellem und klarem Geist erleben.

Sollten wieder störende Gedanken sich einnisten wollen, greife wieder das Mantra auf. Du bist nur noch Beobachtender, Wahrnehmender.

OM OM OM OM OM OM OM OM OM OM OM OM OM OM OM

Jeder wird während einer solchen Meditation anderes erleben, aber bestimmte der folgenden Wahrnehmungen zeigen sich bei jedem, mal das eine, mal das andere Erleben ausgeprägter:

Man wird spüren, wie der Atem immer gleichmäßiger fließt, es kann sein, dass der Atemprozess irgendwann nicht mehr wie ein von Endpunkten unterbrochener Zickzack-Kurs, sondern wie eine gleichmäßige Kreisbewegung fließt.

Es kann sein, dass Sinnesorgane, vor allem das Gehör, viel klarer, reiner und feiner Dinge wahrnehmen, die unter anderen Umständen nie wahrnehmbar gewesen wären.

Es kann sein, dass das innere Auge sich verdichtende Farben oder hellstes klares Weiß sieht. Und auch das Gehör kann subtile feinste Schwingungen wahrnehmen, wie ein leises angenehmes kosmisches Rauschen, das überall ist und durch einen hindurchströmt, so als wäre man selbst diese Schwingung.

Es ist dies die Phase, in der speziell die Alphawellen im Gehirn das Kommando übernehmen und für absolute Klarheit im zur Ruhe gekommenen Geist sorgen.

Nach längerem Üben kann es geschehen, dass die Augen und feinste Gesichtsmuskeln um die Augen herum kurzzeitig schnell zucken, sich anspannen und wieder lösen.

Es ist dies vergleichbar mit der REM-Phase (*rapid eye movement*), in dem speziell die Betawellen kurzzeitig das Kommando im Gehirn übernehmen.

Dies geht sehr schnell vorbei, und meist tauchen dann die vorher beschriebenen Wahrnehmungen wieder auf, nur noch klarer, verstärkter, tiefer. Die dann im EEG (Elektroenzephalograph) nachweisbaren Aktivitäten der Alphawellen sind nun noch dominanter, Ruhe und Klarheit noch stärker. Dieser Prozess kann sich je nach Fortschritt des Übenden mehrfach wiederholen.

Endphase:
Wenn die von dir veranschlagte Zeit vorüber ist, wofür du durch Üben ein Gefühl entwickeln wirst, beende die Meditation, indem du langsam das Mantra wieder in Gedanken aufnimmst und Schritt für Schritt lauter werdend das Mantra singst oder rezitierst.

OM OM OM OM OM OM OM OM OM OM OM OM OM OM OM

Verweile noch einige Atemzüge in der frischen klaren Wachsamkeit, reibe dann deine Handflächen aneinander, lege sie über dein Gesicht, ohne deine Augen zu berühren, fahre über deinen Kopf, Hinterkopf und Hals, streife mit der rechten Hand deinen linken Arm hoch und mit der linken den rechten, streife an beiden Beinen nach oben, mit beiden Händen leicht massierend, arbeite an deinem Rücken vom Gesäß beginnend nach oben bis zu den Schulterblättern und dann dem Herzen zu, und zum Abschluss vom Unterbauch über Oberbauch, Sonnengeflecht und Brustkorb dem Herzen zu.

Lege abschließend die Hände wie zum Gebet vor der Brust aufeinander und singe *OM Shanti Shanti Shanti hi* oder das *Sarve Bhavantu Mantra* (Schlussmantra) laut oder in Gedanken oder höre es dir von der CD an.

Recke und strecke dich noch einmal, genieße und spüre all die angenehme Leichtigkeit. Öffne langsam die Augen, nimm die Ruhe, die Kraft und Stärke die nun in dir herrscht mit in den Tag.

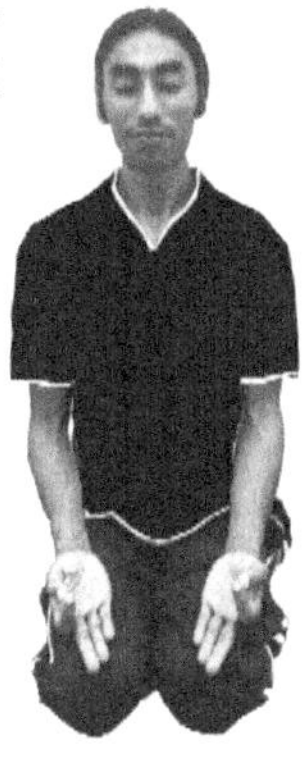

Spüre noch einmal all die feinen Impulse und öffne deine Augen wieder, während du dich befreiend durchstreckst und dehnst.

Nimm nun all die Ruhe, Kraft und Klarheit in dir mit.

7.5.4. Energie-Meditation (aus *PET* überleitend)

Vorbereitung:

Diese Form sollte erst angewandt werden, wenn man den Ablauf der *Pranic Energisation Technique* wirklich souverän beherrscht und bereits nach wenigen Schritten und kurzer Zeit in der Lage ist, den Fluss der Lebensenergie zu spüren und zu lenken

Beginne mit einer *PET*-Sitzung wie erlernt und beherrscht. Wenn du *Vyana Prana* deutlich spürst und auf deiner ganzen Körperoberfläche gleichmäßig verteilt und ausbalanciert hast, beginne damit deine Achtsamkeit und Wahrnehmung auf die sich zeigenden Impulse zu lenken.

Du kannst diese Meditation sowohl in der liegenden Stellung aus *PET* ausführen oder dich in die dir angenehmste aufrechte Sitzposition begeben.

Meditationsphase:

Anfangs 5 Minuten, auf 20 Minuten steigerbar

Atme ruhig und entspannt.

Nimm nun als Bezugspunkt und Objekt der Aufmerksamkeit die feinen energetischen Impulse. Visualisiere die Impulse, indem du ihnen zum Beispiel eine Farbe oder Farbe und Form (Watte oder rosa Decke) mit deinem inneren Auge gibst.

Du siehst dich eingehüllt wie in einer Decke aus Energie, aus Impulsen. Beobachte nur und nimm wahr. Langsam werden die Bilder verschwinden und immer stärker sich die Impulse als einzig vorhandenes zeigen. Du bist diese Energie, alles ist diese Energie, alles ist aus ihr gemacht.

Zwinge dich zu nichts, beobachte einfach nur, was geschieht. Sollten störende Gedanken auftauchen, lasse sie beobachtend vorbeiziehen, aber beschäftige dich nicht mit ihnen. Sie können kommen und gehen.

Wenn sie zu hartnäckig in dir herumschwirren, so greife wieder deine Visualisierung und das stete Erfühlen der gleichmäßig sich verteilenden und dich einhüllenden Energie auf, bis all deine Sinnesorgane und Wahrnehmungsvorgänge nur noch von dem Wahrnehmen und Erspüren dieser Energie belegt sind. Die Gedanken werden wieder verschwinden und mehr und mehr wird die Intensität des Verspürten zunehmen.

Endphase:

Wie in 7.5.3 beschrieben.

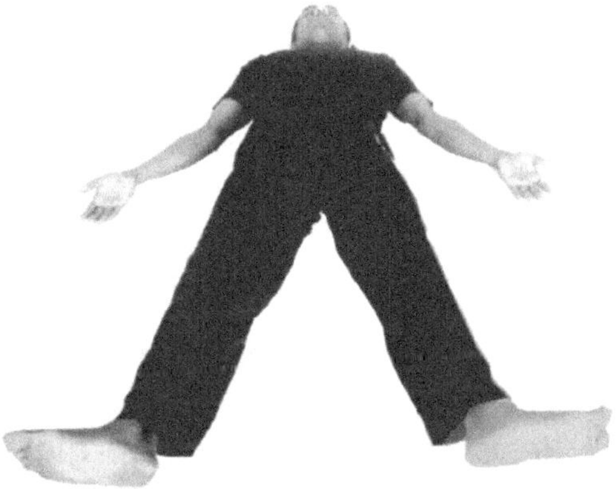

7.5.5. Heil-Meditation (aus Energie-Meditation überleitend)

Vorbereitung:

Diese Form sollte erst angewandt werden, wenn man den Ablauf der Energie-Meditation wirklich souverän beherrscht und bereits nach wenigen Schritten und kurzer Zeit in der Lage ist, den Fluss der Lebensenergie zu spüren und zu lenken.

Beginne mit einer *PET*-Sitzung wie erlernt und beherrscht. Wenn du *Vyana Prana* deutlich spürst und auf deiner ganzen Körperoberfläche gleichmäßig verteilt und ausbalanciert hast, beginne damit deine Achtsamkeit und Wahrnehmung auf die sich zeigenden Impulse zu lenken.

Du kannst diese Meditation sowohl in der liegenden Stellung aus *PET* ausführen oder dich in die dir angenehmste aufrechte Sitzposition begeben.

Meditationsphase:

Anfangs 5 Minuten, auf 20 Minuten steigerbar

Atme ruhig und entspannt. Nimm nun als Bezugspunkt und Objekt der Aufmerksamkeit die feinen energetischen Impulse. Visualisiere die Impulse indem du ihnen zum Beispiel eine Farbe oder Farbe und Form (Watte oder himmelblaue Decke) mit deinem inneren Auge gibst.

Du siehst dich eingehüllt in einer Decke aus Energie, aus Impulsen. Beobachte nur und nimm wahr.

Langsam werden die Bilder verschwinden und immer stärker sich die Impulse als einzig vorhandenes zeigen. Du bist diese Energie, reine Energie.

Alles ist diese Energie, alles ist aus ihr gemacht. Zwinge dich zu nichts, beobachte einfach nur, was geschieht. Sollten störende Gedanken auftauchen, lasse sie beobachtend vorbeiziehen, aber beschäftige dich nicht mit ihnen.

Wenn sie zu hartnäckig in dir herumschwirren, so greife wieder deine Visualisierung und das stete Erfühlen der gleichmäßig sich verteilenden und dich einhüllenden Energie auf, bis all deine Sinnesorgane und Wahrnehmungsvorgänge nur noch von dem Wahrnehmen und Erspüren dieser Energie belegt sind. Die Gedanken werden wieder verschwinden und die Intensität des Verspürten wird zunehmen.

Begib dich nun während der Meditation ganz bewusst mit deiner Visualisierung und Wahrnehmung zu Stellen deines Körpers, an denen du Probleme hast.

Lenke deinen Atem beim Einatmen dorthin und visualisiere an diese Stelle deine bildhafte Vorstellung der Energie und des Teils des Körpers, in den diese fließen soll.

Atme beim Einatmen die Energie dorthin und beim Ausatmen die Ursache, z.B. den Schmerz aus.

Dies können bei Rückenschmerzen z.B. die Lendenwirbel sein, bei Magenschmerzen der Magen, bei Spastiken der Teil, an denen du sie besonders wahrnimmst. Oder bei Fußheberschwäche die Fußgelenke und die Muskeln und Nerven dieses Bereiches.

Endphase:

Wie in 7.5.3 beschrieben.

8. MSRT Mind Sound Resonance Technique

Geist-Klang-Resonanz-
Techniken

8.1. Vorbemerkung

Das erste wichtige Element dieser Techniken ist der **Geist** (englisch = *mind*)

In den Augen vieler klassisch orientierter Wissenschaftler versteht man unter *mind* oder eben Geist die bloßen biochemischen und physikalischen Funktionen des Gehirns.

Mittels EEG (Elektroenzophalografie), mittels Kernspin und vielen anderen bildgebenden Verfahren kann man inzwischen all die physikalischen und biochemischen Veränderungen und Abläufe darstellen.

Aber trotz all dieser fortgeschrittenen Verfahren erschließen sich uns vielleicht nur 2% bis 3% der tatsächlichen Funktionen und Abläufe und wir nutzen wahrscheinlich auch nicht sehr viel mehr der zur Verfügung stehenden Funktionen und Kapazitäten.

Aus der Sicht des Yoga aber ist *mind* oder Geist die Gesamtheit aller offenkundigen, sichtbaren und aller sich nicht so leicht erschließenden unsichtbaren Gedanken, die in den verschiedenen Ebenen unseres Bewusstseins verankert sind.

Diese Ebenen sind einerseits das Unterbewusstsein und das Unbewusstsein, auf denen diese Gedanken normal nicht greifbar und offenkundig sind, und andererseits die Ebene der sich uns erschließenden Gedanken des bewussten täglichen Lebens, sowie die Ebene überbewusster Zustände.

Wir existieren aus dieser Sicht unmanifestiert in der Vergangenheit, klar und deutlich erlebbar im Hier und Jetzt und wiederum unmanifestiert in der Zukunft.

Gedanken werden dabei als Wellen angesehen, die in einem Meer reinsten Bewusstseins entstehen, kommen und gehen.

In Abhängigkeit unseres emotionalen Zustandes und eventueller Stress- oder Distress-Situationen kommen und gehen diese Wellen, können heftig oder ruhig sein.

Begleiten aber werden sie uns immer, bewusst oder unbewusst und wechselwirken mit allen unseren Ebenen, vor allem eben auch mit unserer rein körperlichen Ebene und hier einen entscheidenden Einfluss ausüben auf das, was wir Krankheit oder Gesundheit nennen.

Die im Folgenden dargestellten Techniken zielen darauf hin, Meisterschaft über diese wichtigen Funktionen und Wirkketten unseres Geistes zu erlangen und zwar in allen Bereichen (unbewusst, unterbewusst, überbewusst).

Das zweite wichtige Element der *MSRT*-Techniken ist der **Klang.**

Klang als Schall ist eine Manifestation von Energie, die sich in Wellenbewegung als Schwingung fortbewegt.

Hierbei benötigt diese Energie ein Medium wie Luft oder irgendeine Form von Materie, um sich über dieses Medium fortzubewegen. In einem reinen Vakuum kann sich Schall dagegen nicht fortbewegen. In jeder Form von Materie bewegt sich der Schall mit unterschiedlicher Geschwindigkeit, in Luft mit 332 m/Sek, in Aluminium dagegen mit 6429 m/Sek.

Im Yoga unterscheidet man nun aber zwischen hörbarer und nicht hörbarer Schwingung *Ahata* und *Anahata.*

Dieser unhörbare Schall im Zustand des *Anahata* kann sich, vergleichbar zu elektromagnetischen Wellen, auch im Vakuum fortpflanzen.

Er ist reine Energie, durch den Geist entstanden und nicht bloße Schallwelle. Daher kann dieser geistige Klang auch alles durchdringen, jede Zelle, und eben auch Vakuum.

Diese Betrachtung steht zwar der Definition des Schalls in der Physik entgegen, stimmt aber insoweit überein, als in beiden Fällen der Wellencharakter impliziert ist.

Man nennt dies im Yoga den inneren Klang, Klang des Geistes. Im Rahmen einer tiefen, gelungenen Meditation ist der Klang zu hören oder zu spüren und wird daher *mental sound* oder eben Klang des Geistes genannt.

Und nun zur **Resonanz**, dem dritten wichtigen Element dieser Techniken.

In der Physik versteht man unter Resonanz das verstärkte Mitschwingen eines schwingungsfähigen Systems. Jede Form von Materie, die ja gleichzeitig verdichtete Energie ist, eignet sich hierzu mit den in ihr jeweils liegenden Eigenschaften.

Die Eigenfrequenz eines schwingungsfähigen Systems ist dabei die Frequenz, mit der das System nach einmaliger Anregung schwingen kann.

Unter Interferenz versteht man die Überlagerung von zwei oder mehr dieser schwingenden Energiewellen. Es kommt zur Addition oder gegenseitigen Aufhebung ihrer Amplituden (nicht der Intensitäten) während ihrer Durchdringung. Interferenz tritt bei allen Arten von Wellen auf, also bei Schall-, Licht- oder Materiewellen.

Treffen also Schwingungen gleicher Frequenzen aufeinander, so können sie sich in ihrer Wirkung entweder verdoppeln oder in ihrer Wirkung auf Null reduzieren (sich aufheben) oder jeweils additiv zu einem Wert zwischen den beiden Extremwerten entwickeln.

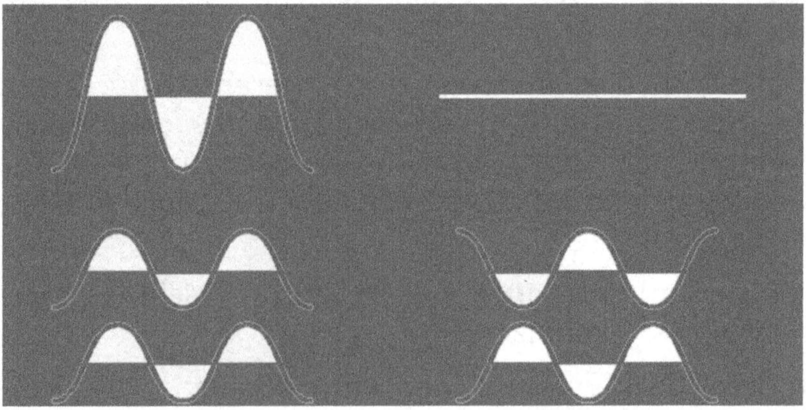

Verdopplung Aufhebung, Stille

Im Falle des sich gegenseitig auf Null reduzierenden Phänomens spricht man im Yoga vom Moment der absoluten Stille.

Auch jede Zelle unseres Körpers hat ihre eigenen Schwingungsmuster und ist Zielgröße der folgenden Techniken.

MSRT hat dabei als Ziel, feine Resonanzen im Körper zu erzeugen und zwar zuerst beginnend mit den laut erzeugten Klanglauten (*Ahata*), letztlich aber durch den geistigen Klang der verwendeten Klanglaute (*Anahata*) um so, wie ja auch schon die Meditationstechniken, zu absoluter innerer geistiger Stille zu gelangen.

Diese absolute Stille ist das eigentliche Ziel dieser Techniken, ähnlich wie in den Meditationen auch. Diese reine, absolute Stille ist aber nicht zu verwechseln mit Bewusstlosigkeit, Leere, dem Nichts oder dem Vergessen.

Diese absolute Stille ist nicht mit Lethargie oder faulem Nichtstun gleichzusetzen. Es ist vielmehr gemeint, dass der Geist, die bewegten und verbrauchten Energien, der rastlose Intellekt zur absoluten Ruhe und Stille kommen, um daraus ein starkes Anwachsen der Balance zwischen Körper, Lebensenergie, Geist, emotionaler Ausgeglichenheit und höherem Intellekt zu bewirken.

Die dabei eingesparten und nicht sinnlos in Stress und Emotionen verbrannten Energien stehen dem ganzen Selbst und eben auch dem Körper mit all seinen Gebrechen und Störungen mehr und mehr zur Heilung zur Verfügung.

Die verwendeten Klanglaute sind dabei die bereits aus Kapitel 4 bekannten A, U, M, AUM im Gesamten und OM, das im Yoga als der Urklang der gesamten

Schöpfung bezeichnet wird und eigentlich aus AUM abzuleiten ist.

A hat dabei die tiefste Frequenz, U eine mittlere und M die höchste, am allerhöchsten ist sie bei *Brahmari* (Kapitel 3.5).

Neben den bereits geschilderten Zuordnungen der Laute zu bestimmten Körperbereichen (Kapitel 4.) gibt es aber weitere Zuordnungen im Yoga zu diesen Urklängen:

A repräsentiert die Schöpfung, das Entstehen, die Geburt, die wache Welt des Bewusstseins und den Anfang aller Klänge und Schwingungen.

U steht für das, was uns ernährt, wachsen lässt, die Welt des Traums, des Unbewussten und ist die Mitte aller Klänge.

M steht für Zerstörung, den tiefen Schlaf und das Ende allen Klangs.

Auch die Erzeugung dieser Laute durchläuft ein weites Spektrum:

A am Kehlkopf-Rachen,
U am Gaumensegel,
M an den Lippen.

Nach einiger Zeit des Übens wird man erleben, wie dieser Klang, immer mehr losgelöst von den ursprünglichen Entstehungsorten der menschlichen Klangerzeugung, zu einem reinen Klang im Kopf wird, oft auch als Kopfstimme bezeichnet.

Das gesamte Klangspektrum, das wir abzubilden im Stande sind, ist hier vereinigt im Klanglaut OM, wobei das O aus der Verschmelzung von A und U abzuleiten ist.

Und so erfasst dieser Klanglaut das „Gesamte" vom Beginn, der Geburt der Schöpfung bis zum absoluten Ende der totalen Stille, der wiedervereinten Singularität allen Seins, um von neuem den Zyklus der Schöpfung zu starten.

Darüber hinaus kommen noch Mantren zum Einsatz, bei denen in einer Symbiose aus verschiedenen Klängen, Rhythmen und Betonungen das ganze Spektrum der Schwingung des Lebens zu Ausdruck und Wirkung kommen.

Allen voran das *Maha Mrityunjaya Mantra* (siehe Anhang), welches als eines der wirkungsvollsten überhaupt gilt.

Die Suche nach diesem Klang, seinem Rhythmus, seinen Impulsen und Schwingungen und das Finden dieser Symbiose: Das ist MSRT.

8.2. Ablauf einer einfachen *MSRT*-Sitzung

Sitze in einer entspannten und aufrechten Haltung. Schließe die Augen und führe deine Achtsamkeit auf deinen Atem. Atme ein paar Mal tief und ruhig

ein **und** **aus**

Wenn genug Ruhe und Gelassenheit in dir ist, atme tief ein und intoniere beim Ausatmen den Resonanzlaut ***AAAAA*** so langsam und lange aus, wie es ohne Anstrengung geht.

Versuche eventuelle feine Impulse oder Schwingungen im unteren Teil deines Körpers wahrzunehmen.

Atme anschließend ein paar Mal ruhig und mit Achtsamkeit weiter, nimm Ruhe und Impulse wahr, genieße diesen Augenblick.

Atme nun wieder tief ein und intoniere beim Ausatmen den Resonanzlaut ***UUUUU*** so langsam und lange aus, wie es ohne Anstrengung geht.

Versuche eventuelle feine Impulse oder Schwingungen im mittleren Teil deines Körpers wahrzunehmen.

Atme anschließend ein paar Mal ruhig und mit Achtsamkeit weiter, nimm Ruhe und Impulse wahr, genieße diesen Augenblick.

Atme nun wieder tief ein und intoniere beim Ausatmen den Resonanzlaut ***MMMMM*** so langsam und lange aus, wie es ohne Anstrengung geht.

Versuche eventuelle feine Impulse oder Schwingungen im Kopf wahrzunehmen. Atme anschließend ein paar Mal ruhig und mit Achtsamkeit weiter, nimm Ruhe und Impulse wahr, genieße diesen Augenblick.

Atme dann wieder tief ein und intoniere beim Ausatmen die Resonanzlaute ***AAAAA – UUUUU - MMMMM*** am Stück so langsam und lange aus, wie es ohne Anstrengung geht.

Versuche eventuelle feine Impulse oder Schwingungen im ganzen Körper wahrzunehmen.

Atme anschließend ein paar Mal ruhig und mit Achtsamkeit weiter, nimm Ruhe und Impulse wahr, genieße diesen Augenblick.

Wiederhole diesen Zyklus 3-mal. Und beobachte, wie du immer feinere Impulse wahrnimmst und immer ruhiger und gelassener wirst.

Atme nun wieder tief ein und intoniere beim Ausatmen die Resonanzlaute ***AAAAA – UUUUU - MMMMM*** am Stück laut und anschließend **9-mal** in Gedanken-im Geist, so langsam und lange aus, wie es ohne Anstrengung geht. Versuche vermehrt auch im Geiste eventuelle feine Impulse oder Schwingungen im ganzen Körper wahrzunehmen.

Atme anschließend ein paar Mal ruhig und mit Achtsamkeit weiter, nimm Ruhe und Impulse wahr, genieße diesen Augenblick.

Hat man mehr Zeit zur Verfügung, kann man die Laut-Im-Geist-Sequenzen natürlich auch mit allen Klanglauten (A, U, M) ausführen, bevor man die Abschluss-Sequenz A-U-M im Ganzen vollzieht.

Bei noch mehr Zeit ist eine sehr schöne Variante, dass man vor den Im-Geist-Sequenzen nach der letzten A-U-M-Phase auch noch 3 Runden *Brahmari* laut und dann 9 Runden Brahmari im Geist mit einbaut.

Empfehlenswert ist hier auch einfach immer wieder zu variieren, da sich dadurch stets neue Wirkungen zeigen können.

Fahre wie bei PET mit einem *Resolving* fort.

Reibe zum Abschluss die Hände fest aneinander.

Lege sie auf das Gesicht ohne die Augen zu berühren. Streife mit deinen Händen über Gesicht, Kopf, Hinterkopf, vorderen und hinteren Hals.

Spüre noch einmal allen Veränderungen nach.

Streife und massiere mit der linken Hand die rechte Hand, Unterarm, über Schulter Richtung Herz. Mache dies auch mit dem anderen Arm.

Streife und massiere deine Füße, Beine, von unten nach oben, rechts und links.

Spüre noch einmal allen Veränderungen nach.

Massiere dann deinen Rücken, vom Gesäß anfangend nach oben und von den Schulterblättern dem Herzen zu.

Streife und massiere zum Abschluss die Vorderseite deines Körpers, vom Leistenbereich anfangend nach oben, über Bauch und Brust dem Herzen zu.

Spüre noch einmal alle nervlichen feinen Impulse.

Lege dann die Hände wie zum Gebet vor der Brust aufeinander und singe *OM Shanti Shanti Shanti hi* oder das *Sarve Bhavantu Mantra* (Schlussmantra).

laut oder in Gedanken oder höre es dir von der CD an.

Recke und strecke dich noch einmal, genieße und spüre all die angenehme Leichtigkeit.

Öffne langsam die Augen, nimm die Ruhe, die Kraft und Stärke, die nun in dir herrschen mit in den Tag.

8.3. MSRT und MIT (*Mind Imagination Technique*)

Führe zuerst eine MSRT wie unter 8.1. aus.

Beende aber noch nicht mit *Resolving* und *Mantra,* sondern atme ein paar Mal ruhig weiter.

Nimm dir dann ein Bild deiner Wahl, das dir besonders am Herzen liegt und positive Gefühle auslöst, oder ein Bildnis deines persönlichen Gottes.

Projiziere dieses Bild vor dein inneres Auge (visualisiere es auf den inneren Punkt zwischen den Augenbrauen).

Atme ruhig und tief weiter und lass bei jeder Atemsequenz das Bild größer und größer werden. So groß wie der Raum, in dem du bist. So groß wie das ganze Haus – wie dein Land – wie die Erde – wie unser Sonnensystem, bis es schließlich so groß ist wie das ganze Universum.

Es gibt nur noch dieses Bild, alles ist dieses Bild, es ist kein Raum mehr für anderes, auch nicht für störende Emotionen und Gedanken.

Genieße die tiefe Ruhe und Stille beim Betrachten des Bildes. Atme ruhig weiter und lass das Bild nun wieder kleiner und kleiner werden, bis es wieder die ursprüngliche Größe erreicht hat.

Atme weiter und lass es noch kleiner und kleiner werden, so klein wie eine Kirsche, so klein wie ein Stecknadelkopf, ein Atom, ein subatomares Teilchen, ja nur noch ein winziger Punkt im Universum.

Und doch liegt alles in diesem einen Punkt der Singularität.

Atme ruhig weiter und lass das Bild wieder größer und größer werden, bis es wieder die ursprüngliche Größe erreicht hat.

Atme ein paar Mal ruhig weiter und nimm Ruhe und Stille wahr. Blende nun das Bild ein, dann aus, wieder ein, wieder aus, in immer schnellerem Wechsel.

Fokussiere auf das Bild, defokussiere, fokussiere, defokussiere in stetem Wechsel etwa 6- bis 8-mal.

Atme dann einfach ruhig, still weiter und genieße die absolute Ruhe und Leere in dir.

Nichts außer Ruhe und Leichtigkeit ist nun in dir, keine störenden Gedanken, kein Stress, keine Emotionen, keine visuellen Störungen, kein Laut.

Nur absolute Leere, Ruhe und Befreiung.

Beende die Sitzung wie in 8.2. beschrieben.

8.4. MSRT mit OM-Meditation kombiniert

Führe zuerst eine MSRT wie unter 8.1. aus

Beende aber noch nicht mit *Resolving* und *Mantra,* sondern atme ein paar Mal ruhig weiter.

Fahre mit einer OM-Meditation (Kapitel 7.3.) fort. Beginne OM oder dein persönliches Mantra oder deinen persönlichen Klanglaut zu intonieren. Werde dabei von Mal zu Mal leiser, bis du dies nur mehr in Gedanken tust.

Meditiere wie in 7.3. praktiziert und setze dabei auf der schier unendlichen Stille aus der vorangegangenen MSRT auf.

Beende wie bei allen anderen Techniken auch.

8.5. MSRT Energie/Heil-Meditation kombiniert

Ebenso gut lässt sich die MSRT kombinieren mit der Energie-Meditation oder der Heil-Meditation, wenn man im Erzeugen und im Umgang mit den Formen des *Prana/Vyana-Prana* sicher und vertraut ist. Man sollte dies aber am besten auf einem Seminar erlernt und geübt haben.

V.Tagesroutinen

Im Folgenden möchte ich einige Programmzusammenstellungen als Basis für mögliche Tagesroutinen geben.

Die Auswahl sollte dabei individuell sein und auf die jeweiligen körperlichen Möglichkeiten und Fähigkeiten ausgerichtet.

Jeder kann sich daher aus den einzelnen Blöcken das für ihn geeignete aussuchen.

Und natürlich sollten die Übungen auch im Einklang stehen mit der Zeit, die man ungestört und ohne Druck dafür hat.

Nichts ist kontraproduktiver als schon von Anfang an zu wissen, dass es zeitlich eng wird und dass man eigentlich gleich dies oder das tun muss.

In solchen Situationen ist es dann besser auf ein kürzeres Zielprogramm auszuweichen oder auf einen günstigeren Zeitpunkt zu verschieben.

Mastery over mind bedarf gerade anfangs auch der richtigen Rahmenbedingungen.

Beginne immer mit dem Schließen der Augen und stimme dich auf einen ruhigen Fluss des Atems ein.

Wenn du spürst, dass du ruhig und eingestimmt bist, beginne mit dem jeweiligen Programm.

Morgenprogramme:

1. Kurz (ca. 10 Minuten)

1.1. Körperorientiert

2.1.1. bis 2.1.3. Armstreckung plus A-U-M je 1 mal
1.1.1. Rumpf beugen vorwärts und rückwärts 3-mal
1.1.2. Rumpf seitwärts drehen 3-mal
1.1.3. Rumpf seitwärts beugen 3-mal
1.3.1. Finger heben und senken 3-mal
1.3.3. Arme drehen 3-mal
1.4.1. Füße beugen und strecken 3-mal
1.4.3. Beine heben 3-mal
3.1.1. Kapalabhati normal 1 Runde
3.2. Nadi Suddhi = Wechselatmung (1 mal 9er Runde)
3.5. Brahmari 3 Runden
Wahlweise je nach Bedarf und Anforderungen aus den verschiedenen Übungen der Gruppe 1 und 2 kombinierbar.

1.2. Atemorientiert

2.1.1. bis 2.1.3. Armstreckung plus A-U-M je 1 mal
1.1.1. Rumpf beugen vorwärts und rückwärts 3-mal
3.1.1. Kapalabhati normal 3 Runden
3.2. Nadi Suddhi = Wechselatmung 1 Runde
3.3. Cooling Pranayama = Kühlende Atmung 5 mal
3.5. Brahmari 5 Runden

1.3. Entspannungsorientiert

2.1.1. bis 2.1.3. Armstreckung plus A-U-M je 1 mal
3.1.1. Kapalabhati normal 1 Runde
3.2. Nadi Suddhi = Wechselatmung (1 mal 9er Runde)
3.5. Brahmari 3 Runden
4.1. IRT Instant Relaxation Technique 1 mal
4.2. QRT Quick Relaxation Technique

1.4. Meditationsorientiert

2.1.1. bis 2.1.3. Armstreckung plus A-U-M je 1 mal
3.1.1. Kapalabhati normal 1 Runde
3.2. Nadi Suddhi = Wechselatmung (1 mal 9er Runde)
3.5. Brahmari 3 Runden
4.1. IRT Instant Relaxation Technique 1 mal
7.5.3. Einfache Mantra-Meditation 5 Minuten

1.5. bei Antriebsschwäche, Fatigue

2.1.1. bis 2.1.3. Armstreckung plus A-U-M je 1 mal
3.1.2. Kapalabhati rechtes Nasenloch 3 Runden
3.1.1. Kapalabhati normal 1 Runde
3.2. Nadi Suddhi = Wechselatmung (1 mal 9er Runde)
3.5. Brahmari 5 Runden

2. Lang (ca. 40 bis 60 Minuten)

2.1. Körperorientiert

2.1.1. bis 2.1.3. Armstreckung plus A-U-M je 1 mal
1.1.1. Rumpf beugen vorwärts und rückwärts 3-mal
1.1.2. Rumpf seitwärts drehen 3-mal
1.1.3. Rumpf seitwärts beugen 3-mal
1.2.1. Kopf drehen 3-mal je Seite
1.2.2. Kopf vor und zurück beugen 3-mal
1.2.3. Kopf kreisen 3-mal je Richtung
1.3.1. Finger heben und senken 3-mal
1.3.2. Finger spreizen und schließen 3-mal
1.3.3. Arme drehen 3-mal
1.4.1. Füße beugen und strecken 3-mal
1.4.2. Füße kreisen 3-mal je Richtung
1.4.3. Beine heben 3-mal
3.1.1. Kapalabhati normal 1 Runde
3.2. Nadi Suddhi = Wechselatmung (1 mal 9er Runde)
3.5. Brahmari 3 Runden
Wahlweise je nach Bedarf und Anforderungen aus den verschiedenen Übungen der Gruppe 1 und 2 kombinierbar.

2.2. Atemorientiert

2.1.1. bis 2.1.3. Armstreckung plus A-U-M je 1 mal
1.1.1. Rumpf beugen vorwärts und rückwärts 3-mal
5.1. Awareness beim Atmen
3.1.1. Kapalabhati normal 5 Runden
3.2. Nadi Suddhi = Wechselatmung 3 Runden
3.3. Cooling Pranayama = Kühlende Atmung 5 mal
3.5. Brahmari 5 Runden

2.3. Entspannungsorientiert

2.1.1. bis 2.1.3. Armstreckung plus A-U-M je 1 mal
3.1.1. Kapalabhati normal 3 Runden
3.2. Nadi Suddhi = Wechselatmung (1 mal 9er Runde)
3.5. Brahmari 5 Runden
4.1. IRT Instant Relaxation Technique 1 mal
4.2. QRT Quick Relaxation Technique
4.3. DRT Deep Relaxation Technique

2.4. Meditationsorientiert

2.1.1. bis 2.1.3. Armstreckung plus A-U-M je 1 mal
3.1.1. Kapalabhati normal 3 Runden
3.2. Nadi Suddhi = Wechselatmung (1 mal 9er Runde)
3.5. Brahmari 5 Runden
4.1. IRT Instant Relaxation Technique 1 mal
4.3. DRT Deep Relaxation Technique
7.5.3. Einfache Mantra-Meditation 10 bis 20 Minuten

2.5. bei Antriebsschwäche, Fatigue

2.1.1. bis 2.1.3. Armstreckung plus A-U-M je 3-mal
1.1.1. Rumpf beugen vorwärts und rückwärts 3-mal
1.1.2. Rumpf seitwärts drehen 3-mal
1.1.3. Rumpf seitwärts beugen 3-mal
3.1.2. Kapalabhati rechtes Nasenloch 3-5 Runden
3.1.1. Kapalabhati normal 3 Runden
3.2. Nadi Suddhi = Wechselatmung (1 mal 9er Runde)
3.5. Brahmari 5 Runden

Nachmittags- oder Abendprogramme

1. Kurz (ca. 10 Minuten)

1.1. Körperorientiert

2.1.1. bis 2.1.3. Armstreckung plus A-U-M je 1 mal
1.1.1. Rumpf beugen vorwärts und rückwärts 3-mal
1.1.2. Rumpf seitwärts drehen 3-mal
1.1.3. Rumpf seitwärts beugen 3-mal
1.3.1. Finger heben und senken 3-mal
1.3.3. Arme drehen 3-mal
1.4.1. Füße beugen und strecken 3-mal
1.4.3. Beine heben 3-mal
3.1.1. Kapalabhati normal 1 Runde
3.2. Nadi Suddhi = Wechselatmung (1 mal 9er Runde)
3.5. Brahmari 3 Runden
Wahlweise je nach Bedarf und Anforderungen aus den verschiedenen Übungen der Gruppe 1 und 2 kombinierbar.

1.2. Atemorientiert

2.1.1. bis 2.1.3. Armstreckung plus A-U-M je 1 mal
1.1.1. Rumpf beugen vorwärts und rückwärts 3-mal
3.1.1. Kapalabhati normal 3 Runden
3.2. Nadi Suddhi = Wechselatmung 1 Runde
3.3. Cooling Pranayama = Kühlende Atmung 5 mal
3.5. Brahmari 5 Runden

1.3. Entspannungsorientiert

2.1.1. bis 2.1.3. Armstreckung plus A-U-M je 1 mal
3.1.1. Kapalabhati normal 1 Runde
3.2. Nadi Suddhi = Wechselatmung (1 mal 9er Runde)
3.5. Brahmari 3 Runden
4.1. IRT Instant Relaxation Technique 1 mal
4.2. QRT Quick Relaxation Technique

1.4. Meditationsorientiert

2.1.1. bis 2.1.3. Armstreckung plus A-U-M je 1 mal
3.1.1. Kapalabhati normal 1 Runde
3.2. Nadi Suddhi = Wechselatmung (1 mal 9er Runde)
3.5. Brahmari 3 Runden
4.1. IRT Instant Relaxation Technique 1 mal
7.5.3. Einfache Mantra-Meditation 5 Minuten

1.5. bei Antriebsschwäche, Fatigue

2.1.1. bis 2.1.3. Armstreckung plus A-U-M je 1 mal
3.1.2. Kapalabhati rechtes Nasenloch 3 Runden
3.1.1. Kapalabhati normal 1 Runde
3.2. Nadi Suddhi = Wechselatmung (1 mal 9er Runde)
3.5. Brahmari 5 Runden

2. Lang (ca. 60 Minuten)

2.1. Körperorientiert

2.1.1. bis 2.1.3. Armstreckung plus A-U-M je 1-mal
1.1.1. Rumpf beugen vorwärts und rückwärts 3-mal
1.1.2. Rumpf seitwärts drehen 3-mal
1.1.3. Rumpf seitwärts beugen 3-mal
1.2.1. Kopf drehen 3-mal je Seite
1.2.2. Kopf vor und zurück beugen 3-mal
1.2.3. Kopf kreisen 3-mal je Seite
1.3.1. Finger heben und senken 3-mal
1.3.2. Finger spreizen und schließen 3-mal
1.3.3. Arme drehen 3-mal
1.4.1. Füße beugen und strecken 3-mal
1.4.2. Füße kreisen 3-mal je Seite
1.4.3. Beine heben 3-mal
3.1.1. Kapalabhati normal 1 Runde
3.2. Nadi Suddhi = Wechselatmung (1 mal 9er Runde)
3.5. Brahmari 3 Runden
Wahlweise je nach Bedarf und Anforderungen aus den verschiedenen Übungen der Gruppe 1 und 2 kombinierbar.

2.2. Atemorientiert

2.1.1. bis 2.1.3. Armstreckung plus A-U-M je 1-mal
1.1.1. Rumpf beugen vorwärts und rückwärts 3-mal
5.1. Awareness beim Atmen
3.1.1. Kapalabhati normal 5 Runden
3.2. Nadi Suddhi = Wechselatmung 3 Runden
3.3. Cooling Pranayama = Kühlende Atmung 5-mal
3.5. Brahmari 5 Runden

2.3. Entspannungsorientiert

2.1.1. bis 2.1.3. Armstreckung plus A-U-M je 1-mal
3.1.1. Kapalabhati normal 3 Runden
3.2. Nadi Suddhi = Wechselatmung (einmal 9er Runde)
3.5. Brahmari 5 Runden
4.1. IRT Instant Relaxation Technique 1-mal
4.2. QRT Quick Relaxation Technique
4.3. DRT Deep Relaxation Technique
Alternativ zu 4.3.:
8.2. MSRT-Sitzung einfach oder
8.3. MSRT und MIT

2.4. Meditationsorientiert

2.1.1. bis 2.1.3. Armstreckung plus A-U-M je 1-mal
3.1.1. Kapalabhati normal 3 Runden
3.2. Nadi Suddhi = Wechselatmung (einmal 9er Runde)
3.5. Brahmari 5 Runden
4.1. IRT Instant Relaxation Technique 1-mal
4.3. DRT Deep Relaxation Technique
7.5.3. Einfache Mantra-Meditation 10 bis 20 Minuten
Alternativ zu 3.
PET-oder Fortgeschrittenen-Trataka-Meditation

2.5. bei Antriebsschwäche, Fatigue

2.1.1. bis 2.1.3. Armstreckung plus A-U-M je 3-mal
1.1.1. Rumpf beugen vorwärts und rückwärts 3-mal
1.1.2. Rumpf seitwärts drehen 3-mal
1.1.3. Rumpf seitwärts beugen 3-mal
3.1.2. Kapalabhati rechtes Nasenloch 3 Runden
3.1.1. Kapalabhati normal 5 Runden
3.2. Nadi Suddhi = Wechselatmung (3-mal 9er Runde)
3.5. Brahmari 10 Runden

Problemlöser zwischendurch

Im gewöhnlichen Tagesablauf kann es immer wieder Situationen geben, in denen man sich mit ein paar einfachen, nicht zeitaufwendigen Übungen Hilfe und Linderung verschaffen kann:

Kraft tanken in Momenten der Erschöpfung

2.1.1. bis 2.1.3. Armstreckung plus A-U-M je 1-mal
3.1.1. Kapalabhati normal 3 Runden
3.5. Brahmari 5 Runden
4.1. IRT Instant Relaxation Technique 1-mal

Zur Ruhe kommen bei nervöser Anspannung

2.1.1. bis 2.1.3. Armstreckung plus A-U-M je 1-mal
3.2. Nadi Suddhi = Wechselatmung (1-3-mal 9er Runde)
3.5. Brahmari 5 Runden
5.1. Awareness beim Atmen

Restless Legs beim Einschlafen

3.1.1. Kapalabhati normal 3 Runden
3.1.3. Kapalabhati durch linkes Nasenloch 3 Runden
3.2. Nadi Suddhi = Wechselatmung (1-3-mal 9er Runde)

Antriebsschwäche, Fatigue

2.1.1. bis 2.1.3. Armstreckung plus A-U-M je 1-mal
3.1.1. Kapalabhati normal 1 Runde
3.1.2. Kapalabhati rechtes Nasenloch 3 Runden

Vorbereiten auf wichtigen Termin
Erhöhung der Konzentration

2.1.1. bis 2.1.3. Armstreckung plus A-U-M je 1-mal
3.2. Nadi Suddhi = Wechselatmung (1 mal 9er Runde)
3.5. Brahmari 3- bis 5 Runden
4.2. QRT Quick Relaxation Technique 1-mal

5.1. Awareness beim Atmen
7.5.3. Einfache Mantra-Meditation 10 bis 20 Minuten

Blasenprobleme, Harndrang

1.5. Beckenboden-Übungen
3.1.3 Kapalabhati durch linkes Nasenloch 3 Runden
3.2. Nadi Suddhi = Wechselatmung (1-3-mal 9er Runde)
3.5. Brahmari 5 Runden

Hoher Blutdruck

3.2. Nadi Suddhi = Wechselatmung (1-3-mal 9er Runde)
3.5. Brahmari 5 Runden mit Cooling Pranayama
5.1. Awareness beim Atmen
4.3. DRT Deep Relaxation Technique
7.5.3 Einfache Mantra-Meditation 10 bis 20 Minuten

Depressive Verstimmung

2.1.1. bis 2.1.3. Armstreckung plus A-U-M je 1 mal
3.1.1. Kapalabhati normal 3 Runden
3.1.2.b. Rechtsloch-Atmung: 27 mal durch rechtes Nasenloch ruhig tief einatmen und ausatmen. Bei starker Verstimmung 3 Runden Rechts-Loch Kapalabhati.
3.2. Nadi Suddhi = Wechselatmung (1-3-mal 9er Runde)
3.5. Brahmari 5 Runden
7.5.3. Einfache Mantra-Meditation oder
8.2. MSRT-Sitzung einfach

Angst und Sorge

2.1.1. bis 2.1.3. Armstreckung plus A-U-M je 1-mal
3.1.1. Kapalabhati normal 3 Runden
3.2. Nadi Suddhi = Wechselatmung (1-3-mal 9er Runde)
3.5. Brahmari 5 Runden
5.1. Awareness beim Atmen

Schmerzen aller Art

3.2. Nadi Suddhi = Wechselatmung (1-3-mal 9er Runde)
3.5. Brahmari 5 Runden
5.1. Awareness beim Atmen
6. PET, Energie vom Schmerzzentrum weg atmen

Generelle Immunstärkung

5 mal Übungselemente aus Teil 1
3.1.1. Kapalabhati normal 3 Runden
3.2. Nadi Suddhi = Wechselatmung (1-3-mal 9er Runde)
3.5. Brahmari 5 Runden mit Cooling Pranayama
4.3. DRT Deep Relaxation Technique
6. PET mit Aufladung Sonnengeflecht
Oder 5.5. oder 8.4

Einschlafprobleme

Nasengänge reinigen
3.1.2. Kapalabhati 3 Runden linkes Nasenloch 5 bis 10 Minuten. Nur durch linkes Nasenloch ruhig und tief atmen.
3.5. 5 bis 10 Runden Brahmari

VI. Epilog

Vier Jahre sind nun vergangen, seit ich diesen so wunderbaren und hilfreichen Ansatz kennengelernt habe. Vieles an erstaunlichen Entwicklungen und Erfahrungen habe ich seither erlebt.

Ich habe seitdem zusammen mit S-VYASA sehr produktiv weitergearbeitet, habe Techniken mit weiterentwickelt.

In Indien wurde mir heuer sogar die Ehre zuteil, mich zum *Guruji*, zum *Guru* (Lehrer) speziell auf dem Gebiet von PET (Pranic Energisation Technique) zu ernennen.

Viele Seminare und Kurse habe ich inzwischen gegeben und mit den unterschiedlichsten Krankheitsbildern gearbeitet.

Dazu gehörten natürlich mein eigenes, MS also, aber auch Parkinson, Muskeldystrophien, Chronisches Müdigkeitssyndrom, Depressionen, ALS, Schlaganfall und verschiedene Tumorerkrankungen.

Die Ergebnisse waren immer wieder erstaunlich, manchmal fast überwältigend.

Eines aber ist mir bei all dem auch klar geworden:

Es ist nicht einfach, in unserer westlichen Welt einen solchen Ansatz nachhaltig umzusetzen. Zu groß ist die Hürde des Anspruchsdenkens in unserer Welt, dass man sich Gesundheit einfach nur kaufen kann und muss, dass es dafür Ärzte und Versicherungen und eine große Industrie gibt.

Man schließt mit diesen Institutionen einen Vertrag und leitet daraus einen Anspruch ab, dass sie dann dafür zu sorgen haben, dass alles wieder ins Lot kommt.

Yoga und Yoga-Therapie funktionieren aber gänzlich anders. Hier werde ich voll und ganz in die Verantwortung mit eingebunden, meine Eigenverantwortlichkeit, mein Wille sind plötzlich gefragt.

Yoga ist keine Operation, von einem Dritten an mir ausgeführt, Yoga ist keine Pille, die ich einwerfe und dann kommt schon die Wirkung, Yoga ist auch keine Couch bei einem Psychologen, der mir neues Verhalten beibringt oder alte Muster löscht.

Speziell *Raja Yoga*, der Yoga der Willenskraft, der Yoga, bei dem der Geist und seine Kontrolle durch mich selbst stark mit einbezogen wird, erfordert mein eigenes Mitwirken. Hieran scheitert leider zu oft bei vielen Seminarteilnehmern die Umsetzung längerfristig. Wieder zu Hause kommt der Alltagstrott und die Ausreden häufen sich:

„Heute hatte ich keine Zeit, weil ..., morgen geht's nicht, weil ..., das ist alles zu lange, die Zeit habe ich einfach nicht, weil ....“

So verfliegen positive Effekte rasend schnell und lösen sich wieder in Nichts auf.

Zugegebenermaßen ist es oft auch nicht leicht, diese neuen Prioritäten seinem familiären Umfeld so zu vermitteln, dass Akzeptanz und Verständnis entstehen.

Manchmal ist es einfach auch auf Grund der Schwere einer Erkrankung oder Behinderung fast unmöglich sein Programm alleine zu bewerkstelligen. Hier ist dann wirklich Mithilfe vom Partner gefragt.

Die folgenden Bilder sollen noch einmal veranschaulichen, dass es wirklich machbar ist, Übungen, die man selbst nie mehr könnte, von seinem Partner unterstützt zu bewältigen.

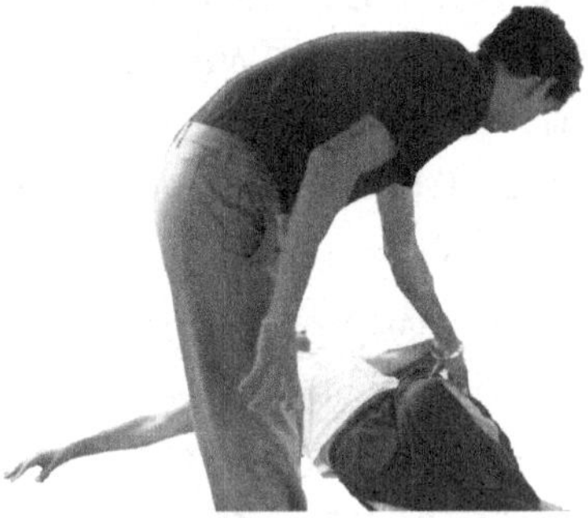

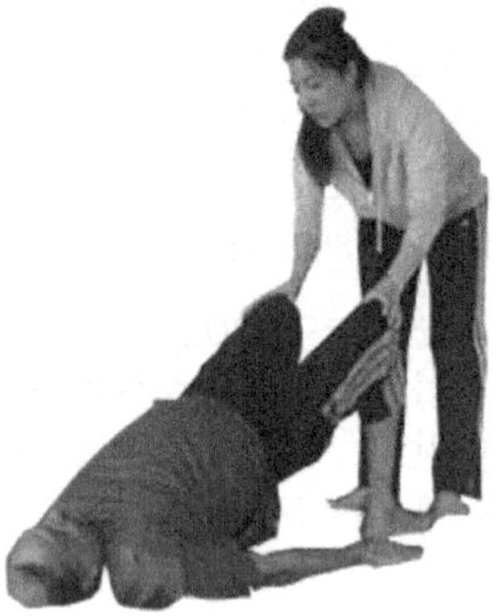

Es würde mich abschließend sehr freuen, wenn ich mit diesem Buch möglichst vielen einen Weg aufzeigen könnte, trotz Krankheit und Behinderung, durch die wunderbare Welt des Yoga eine Linderung von Krankheit und Symptomen zu erzielen.

Es steckt mehr in uns, als wir oft glauben.

Ossi Schneider

VII. Fallbeispiele

Aus meinem eigenen Arbeiten mit Patienten auf Seminaren, in Kliniken und in Indien möchte ich an besonders interessanten Fallbeispielen über Wirkung und Nutzen der im Buch aufgezeigten Therapiemöglichkeiten berichten. Aus Gründen des Persönlichkeitsschutzes sind alle Namen verändert.

Otto A.: Männlich, Alter 28 Jahre. Seltene Form einer Muskeldystrophie. Steifigkeit, Spastiken, schnell ermüdbar, besonders an der Beinmuskulatur. Gleichzeitig ausgeprägtes Restless Legs-Syndrom, begleitet von extremer innerer Unruhe und Unfähigkeit zu Ruhe und Entspannung.
Ich lernte Otto während eines Reha-Aufenthaltes kennen und arbeitete mit ihm erst einzeln und ganz individuell.

Einfache Übungen aus dem Bereich 2. Körper-Atem-Resonanz, 3. Atemübungen = Pranayama, 4. Entspannungstechniken führten bald zu einer besseren Entspannungsfähigkeit. Die innere Unruhe und belastende Hyperaktivität verschwanden zunehmend.

Die im Anschluss praktizierte intensive PET-Arbeit führte zu einer starken Verbesserung aller Symptome. Als ich Otto dann in die Gruppenarbeit mit integrierte, war das auffälligste Kennzeichen seine Fähigkeit zu absolut befreiender Entspannung. Tiefstes Schnarchen stellte sich stets während der Tiefenentspannung (DRT) zur Verwunderung der anderen Teilnehmer ein, kannten sie ihn bis dahin doch nur als einen unruhig herum Zappelnden.

Rasul B.: Männlich, Alter 55, Inder. Rasul ist einer der wenigen Inder, die ich als MS-Patient kennenlernte. Als ehemaliger erfolgreicher, international arbeitender Unternehmensberater litt er an einer chronisch progredienten MS mit sehr starker und schneller Progression. Besonders ausgeprägt war seine Tetraspastik, seine extreme Ataxie an Armen und Händen und seine fast nicht zu verstehende Sprachartikulation.

Da ich ihn täglich in Prashanti bei verschiedenen Therapien und Gruppenarbeiten traf, begannen wir uns füreinander zu interessieren. Sprachlich haperte es zwar, aber wild und ataxisch gestikulierend kamen wir langsam ins Gespräch.

Rasul wurde von einer Hilfskraft von Ort zu Ort im Rollstuhl geschoben, stets begleitet von einer japanischen Studentin des Studienganges zum „Master of Yoga Therapie". Da sie ihre Arbeit über Yoga und MS schrieb, kamen auch wir rasch ins Gespräch.

Mein Vorschlag, zusammen mit Hanish gezielt und auf Rasul abgestimmt PET-Sitzungen zu praktizieren, wurde von beiden freudig angenommen. So begannen wir in meinem Zimmer abends im kleinen Kreis, Rasul, Mykote, Hanish und ich, mit der gemeinsamen Arbeit.

Der Erfolg und das Ergebnis waren erstaunlich. Zum Ende der zweiten PET-Sitzung kam von Hanish die Ansage: „And now we lift both arms slowly up. Lift it, lift it, stretch it, stretch, strech up more and feel the fine tension, feel your nerval impulses. Hold it for a while and when you go down slowly, sing M-Kara."

Langsam und kontrolliert, frei von jeder Ataxie wanderten Rasuls Arme nach oben, langsam und ohne Rucken oder Zucken senkten sie sich wieder, begleitet von der Resonanz des vierstimmigen ***M M M M M***
Auf Rasuls Gesicht breitete sich ein friedliches, glückliches Lächeln aus.

Als zum Ende der Sitzung das *Namaskar Mudra* zum Abschlussmantra geformt werden sollte, war ich gespannt.

Es schien mir nicht möglich für Rasul, seine beiden Handflächen ruhig vor der Brust aufeinander zu legen, waren seine Finger doch normal immer wild und unkontrolliert nach innen gekrallt, begleitet von heftigen Ataxien, wenn die Handflächen sich aufeinander legen sollten.

Rasul aber saß ruhig da, seine Handflächen legten sich absolut flach und gerade aufeinander und wir sangen gemeinsam das *Sarve Bhavantu*-Mantra.

Als wir die Augen wieder öffneten, war das Lächeln von Rasul noch intensiver, noch glückseliger. In ruhig artikulierten Sätzen, die bestens zu verstehen waren, bedankte er sich bei uns allen.

Mykote berichtete mir ein Jahr später, dass sie nach meiner Abreise in den Himalaja konsequent mit Rasul weiter gearbeitet hätte und er in allen Symptomen und im Verlangsamen der Progression deutliche Verbesserungen erzielen konnte. Er kommt seither auch immer wieder nach Prashanti.

Alexandra D.: Weiblich, 48 Jahre, schubförmige MS seit über 20 Jahren. Ausgeprägte Tetraspastik, Antriebsschwäche, Fatigue.

Nach mehreren Yoga-Kursen und Indien-Aufenthalten deutliche Verbesserung aller Symptome. Besonders erfolgreiche Einflussnahme durch PET, MSRT und Meditation.

Mukta E.: Weiblich, 28 Jahre, Inderin, seit drei Jahren schubförmige MS. Monospastik, Gangunsicherheit, breitbasiger, schleppender Gang, Fußheberschwäche links.

Mukta habe ich in Prashanti kennengelernt, als sie in meiner Gruppe in Sektion A eine dreiwöchige Therapie machte. Sie arbeitet trotz ihrer Erkrankung weiterhin als Programmiererin.

Seit Ausbruch ihrer Erkrankung unterzieht sie sich mit viel Erfolg regelmäßig einer kombinierten Yoga- und Ayurveda-Therapie, was Schubrate und Fortschreiten der Erkrankung sehr positiv beeinflussen konnte.

Raimund G.: Männlich, 23 Jahre. Raimund leidet seit Geburt (22. Woche) an einer Zerebralparese und ist an den Rollstuhl gebunden.

Trotz dieser starken Behinderung und Einschränkung absolviert er ein Studium an einer deutschen Universität, wobei er dabei stets auf begleitende Hilfe angewiesen ist.

Auf meine Vermittlung hin begab sich Raimund für eine vierwöchige Therapie nach Prashanti. Mit erstaunlichem Erfolg.

Im Rollstuhl angekommen und anfangs auf allen Wegen auf Schiebehilfe angewiesen, haben sich folgende Veränderungen während seines vierwöchigen Aufenthaltes eingestellt:

Nach zwei Wochen erste längere Schritte und Gänge an Krücken, ab der dritten Woche Beginn des freien

Gehens, erst mit Therapeut Hanish direkt neben sich, dann aber bald allein. Wenn auch unsicher und gestört von Gleichgewichtsproblemen, so doch ein riesiger Erfolg.

Im Vordergrund der Arbeit standen dabei intensive Asana-Arbeit kombiniert mit Klanglauten, Atemarbeit, Visualisierungsübungen und vor allem PET, indem sich all dies kongenial vereint.

Auch das weitere ausgedehnte Programm von Prashanti wie Ayurveda-Massage, Naturopathy, Physiotherapie, Akupunktur und die vielen meditativen Gemeinschaftsveranstaltungen haben hier zu einem erstaunlichem Heilerfolg geführt.

Annuelle K.: Weiblich, 64 Jahre. Ausgeprägte Hemiparese, Ataxie, allgemeine halbseitige Muskelschwäche und depressive Verstimmungen nach intrazerebraler Blutung.

Yoga-Kurse, Achtsamkeitsarbeit und Aufenthalt in Prashanti brachten deutliche Verbesserung aller Einschränkungen. Besonders wirksam erwiesen sich PET, DRT, MSRT und Meditationen.

Speziell die meditativen und entspannenden Techniken haben zu einer signifikanten Reduzierung von Blutdruck (von 155/100 auf 125/78 bei reduzierten Senkern) und zum Abklingen der depressiven Neigungen geführt.

Alexander K.: Männlich, 66 Jahre. Instabiler schwankender Zustand bei fortgeschrittenem Parkinson.

Nach Absolvierung eines PET-Kurses bei mir und Dr. Vikas deutliche Verbesserung aller Symptome.

Neben PET erwiesen sich besonders Atemübungen (Einloch-Atmung rechts) sowie IRT-QRT-DRT und MSRT kombiniert mit MIT als sehr wirksam.

Maria M.: Weiblich, 48 Jahre. Schubförmige MS seit 22 Jahren. Ausgeprägte Hemispastik links, Antriebsschwäche, Fatigue, schnell nachlassende muskuläre Kraft, Fußheberschwäche, Armheberschwäche, Schwäche der linken Hand.

Während eines Reha-Aufenthaltes hat Maria einen Grundkurs PET bei mir absolviert und war von Anfang an von den symptomatischen Verbesserungen begeistert.

Mehrere folgende Aufenthalte in Indien stabilisierten Krankheitsverlauf und Allgemeinzustand enorm.

Durch ihr konsequentes Weiterentwickeln und Üben hat sich Maria zu einer wahren Meisterin über Körper-Energie-Geist entwickelt.

Ihr stetes Dranbleiben an der Sache sollte Vorbild für alle sein, die Probleme damit haben, das Erlernte mit in den Alltag zu nehmen.

Sindhu M.: Weiblich, 35 Jahre, Inderin. Sindhu habe ich in meiner Gruppe beim ersten Aufenthalt in Indien kennengelernt. Sie litt an einem fortgeschrittenem Ovarialkarzinom. Nach der Operation unterzog sie sich in Prashanti einer vierwöchigen Yoga-Therapie. Besonders PET, MSRT und Imaginationstechniken brachten sie in einen sehr stabilen Zustand zurück, wie ich ein Jahr später mit eigenen Augen sehen konnte.

Andreas N.: Männlich, 58 Jahre, ALS. Als ich Andreas während eines Reha-Aufenthaltes kennenlernte, befand er sich in einem bedauernswertem Zustand. Er war nicht in der Lage, selbst zu essen, er war zu schwach, um sich auch nur selbst mit dem Kamm durch die Haare zu streifen. Antriebslos und völlig entkräftet lag er so Tag für Tag ohne jede Verbesserung.

Ich schlug ihm vor, PET und Atemübungen mit mir zu erlernen. Der Erfolg war erstaunlich. Kraft, Ausdauer, vor allem aber Lebensmut und Freude nahmen von Tag zu Tag zu.

Drei Monate später war er sogar wieder auf einem Level, das es ihm ermöglichte, während eines längeren Urlaubs alleine im Meer zu schwimmen.

Andreas ist leider zwei Jahre später seiner schweren Erkrankung erlegen.

Über die intensive Yoga-PET-Arbeit war ihm aber dennoch etliche positive und glückliche Zeit verblieben.

Glossar/Begriffserläuterung

Adi Mudra, *Sanskrit*

Abgeleitet von "adi" der Anfang von allem, der Beginn, das Original. Die Geste der Durchsetzungskraft und des starken Willens. Beeinflusst wird der obere Atemtrakt, die Energie in den Lungen wird gestärkt. Alle 5 Elemente und alle Meridian-Zentren werden aktiviert. Udana (Kundalini) wird aktiviert. Generell die Geste, die den Energiefluss in allen Prana-Systemen aktiviert und stärkt. Effekte aus therapeutischer Sicht: Vergrößerung der Lungenkapazität, Aktivierung aller Organfunktionen, Verstärkung von Sauerstofffluss zu Kehle, Kopf, Hirn, Abkühlung und Beruhigung des Nervensystems. **Ausführung**: Beuge die Daumen zu den Handflächen nach innen und klappe die übrigen Finger über die Daumen.

Ahamkara, *Sanskrit*

Von *Ham* = Sein, Bin, das Ego, das Selbstbewusstsein, durch das der Mensch die Fähigkeit hat sich selbst wahrzunehmen als eine Person, die in Zeit und Raum begrenzt ist, er hat eine bestimmte Vorstellung von sich. Dieses Ich-Bewusstsein ermöglicht dem Intellekt, Dinge zu hinterfragen, sich selbst ein Urteil zu bilden und Fragen nach dem Sinn des Lebens zu stellen.

Ahata, *Sanskrit*

Der externe zu hörende Klang, physikalisch als Schallwelle. Auch der Ton, den wir mit unseren Stimmorganen erzeugen, wenn wir A-U-M usw. laut singen.

Amygdala

Die Amygdala ist ein Kerngebiet des Gehirns im medialen Teil des Temporallappens und tritt jeweils paarig auf. Sie wird auch als Mandelkern oder lateinisch-fachsprachlich als Corpus amygdaloideum bezeichnet und ist Teil des Limbischen Systems. Die

Amygdala ist wesentlich an der Entstehung der Angst beteiligt und spielt allgemein eine wichtige Rolle bei der emotionalen Bewertung und Wiedererkennung von Situationen sowie der Analyse möglicher Gefahren: sie verarbeitet externe Impulse und leitet die vegetativen Reaktionen dazu ein.

Anahata, *Sanskrit*

Man nennt dies im Yoga den inneren Klang, Klang des Geistes. Im Rahmen einer tiefen, gelungenen Meditation ist der Klang zu hören oder zu spüren und wird daher „mental Sound" oder Klang des Geistes genannt. Dieser durch den Geist erzeugte Klang ist nicht mehr Schallwelle, sondern Energiewelle und kann durch jedes Medium wandern und damit auch durch jede Zelle, durch jedes Atom und auch durch Vakuum, die absolute Leere und Stille.

Anandamaya Kosha, *Sanskrit*

Abgeleitet von *Ananda* = Glückseligkeit. Es ist die Hülle oder Körper, der aus Glückseligkeit gemacht ist. Diesem Körper, dieser Ebene werden die höhere Intelligenz, das höhere Selbst, die Intuition zugeordnet. Hier befindet sich unser wahres Selbst, es ist absolut - nicht Zeit, Raum und Kausalität unterworfen. Auf dieser Ebene sind wir reines Sein; wir sind, wir waren, wir werden sein, wir sind überall und alles. Das Sein ist also nicht einfach nur da, sondern es ist Wissen und Bewusstheit. Vor allem auch Überbewusstheit. Die Antwort auf alle wichtigen Fragen ist in uns und drückt sich über die Anandamaya Kosha als intuitive Erkenntnis aus. Die Schwierigkeit ist nur, wir wissen nicht, dass wir es wissen. Wir müssen erst Zugang bekommen zu diesem inneren Wissen.

Anjali Mudra, *Sanskrit*

Abgeleitet von *Anjali*, was Ehrerbietung, Achtung, Respekt und Verbundenheit bedeutet. Anjali Mudra ist die Geste der Begrüßung und des Verabschiedens, des Namaste. Die Verbindung der beiden Handflächen soll im Yoga die Verbindung der beiden

Hirnhälften harmonisieren und verstärken und stellt dadurch ein Symbol der Vereinigung dar. Auch ist es die Pose oder Geste, die alles zentrieren soll um damit geistige Unruhe, Stress und negative Emotionen und Ängste abzubauen. Dadurch soll der Praktizierende leichter in die Fokussierung auf einen meditativen Zustand gelangen. Darüber hinaus verstärkt dieses Mudra die Beweglichkeit in Händen, Handgelenken, Fingern und Armen**. Ausführung:** Bringe beide Handflächen aufeinander wie zum Gebet, lege sie dabei eng an deinen Körper auf Höhe von Herz oder Brustbein.

Annamaya Kosha, *Sanskrit*

anna = Nahrung, *maya* = gemacht, *kosha* = Hülle. Der grobstoffliche Körper oder Hülle, Haut-Knochen-Muskeln-Sehnen-Organe im Begriffsbild des Yoga.

Apana, *Sanskrit*

ist zusammengesetzt aus *apa* "weg, ab, hinab" und *an* = "atmen, blasen, leben"; also: "sich wegbewegende Luft" ist eine der fünf Manifestationen von Prana. Es hat seinen Sitz im Dickdarm und beherrscht Ausscheidung, Sexualität und Menstruation; das, was ein Lebewesen ausscheidet, sowie den Vorgang der Ausscheidung. Außerdem steuert Apana auch die Resorption von Wasser im Dickdarm. Durchfall oder Verstopfung sind Zeichen eines gestörten Apana.

Asana, *Sanskrit*

Asana = „der Sitz" sind überwiegend ruhende Körperstellungen im Yoga (besonders im Hatha Yoga). Asana ist die dritte Stufe des Raja Yoga. Alte Schriften sprechen von 8,4 Millionen verschiedenen Asanas. Gelehrt und angewandt werden heutzutage etwa 120 Asanas. Es sind körperliche Übungen, dic als Ziel die Zusammenführung von Körper und Geist durch Yoga-Asanas, wörtlich: "ruhige Körper-Stellung" haben. Sie spielen in allen Yoga-Praktiken eine große Rolle, wurden aber speziell im Westen in vielen absurden Varianten wie Power-Yoga/Fitness-Yoga etc. zum alleinigen Merkmal von Yoga missbraucht. Neben den körperlichen Aspekten von Beweglichkeit und Beherrschung harmonisieren sie auch Körper und Geist.

Ashram, *Sanskrit*

Aschram (deutsche Schreibweise), in Sanskrit āśrama, bezeichnet in Indien ein klosterähnliches Meditationszentrum oder eine religiöse Herberge. Die Bedeutung des Wortes ist „Ort der Anstrengung". Abgeleitet ist es von den vier Lebensstadien, die ein Hindu durchlaufen sollte, den Ashramas: Schüler, Lernender (Anfang des Lebens, Jugend) - Gründer eines Haushaltes (aktive weltliche Lebensmitte) - Sich in die Einsamkeit Zurückziehender, Meditierender (Zeit der Besinnung, Abkehr vom weltlichen Zwang) - Erleuchtung Suchender (Lebensabend). Der spirituelle Leiter und Lehrer eines Aschram wird Guru (Lehrer) genannt. Daneben wirken noch andere, die Yogis, die Vorträge halten, Bhajans singen, Mantras rezitieren und Gebete sprechen.

A-U-M

Verbindung der 3 Ur-Resonanzlaute A,U,M. Durch Verschmelzen von A und U entsteht O und aus dem gesamten abgeleitet OM, der Urklang von allem, der gesamten Schöpfung, beginnend bei subatomaren Teilchen bis hin zu uns Menschen als verdichtete Form der Ur-Energie in zunehmender Komplexität.

Ayurveda, *Sanskrit*

Wörtlich übersetzt bedeutet Ayurveda Lebensweisheit oder Lebenswissenschaft. Der Begriff stammt aus dem indischen Sanskrit und setzt sich aus den Wörtern *Ayus* (Leben) und *Veda* (Wissen) zusammen. Ayurveda ist eine Kombination aus Erfahrungswerten und Philosophie, die sich auf die für menschliche Gesundheit und Krankheit wichtigen physischen, mentalen, emotionalen und spirituellen Aspekte konzentriert. Dadurch hat Ayurveda einen ganzheitlichen Anspruch.

Ayurveda-Massage

Abhyanga in Sanskrit, in der westlichen Welt auch unter dem Begriff „Die Große Einölung“ bekannt, ist eine Form der ayurvedischen Massage. Sie wird zumeist mit erwärmtem Pflanzenöl ausgeführt, kann aber auch mit Tees oder anderen Substanzen erfolgen. Die Abhyanga wird auch bei medizinischen Behandlungen eingesetzt, um Kräuterextrakte in den Körper einzubringen. Sie vertreibt Alter, Anspannung und Ansammlungen von Vata (sehr wichtig bei vielen neurologischen Erkrankungen), schenkt gute Sehfähigkeit, ist Ernährung für den Körper und soll langes Leben, guten Schlaf und gute und gesunde Haut bewirken. Abhyanga sollte besonders ausgeführt werden am Kopf, den Ohren und Füßen. Die Wirkungen der Abhyanga lassen sich in 3 Gruppen unterteilen: 1. allgemeine physikalische Entspannung, Erwärmung und Lockerung des Gewebes von Haut, Muskeln und Sehnen bis zu den Knochen. Durch die Verwendung von mehr und hochwertigerem Öl als bei der klassischen Massage sind zusätzliche Massagegriffe möglich. Dies entspricht der Klassischen Massage. 2. Die Massage mit erwärmtem Öl hat auch psychische Wirkungen. Die Einhüllung in erwärmtem Öl kann ein starkes Gefühl von Geborgenheit vermitteln, was diese im Vergleich zu anderen Massagearten steigert. Nach der Lehre des Ayurveda werden so unverarbeitete Probleme auch auf psychischer Ebene gelöst. 3. Die medizinische Wirkung durch Aufnahme von Kräuteressenzen im Öl und die Wirkungen des ausgewählten Basisöls selbst (z. B. Sesamöl, Senföl, Kokosöl, Rhizinusöl je nach Anforderung). In Indien und Sri Lanka sind verschiedenste Kräutermischungen und Ölaufbereitungen mit regionalen Besonderheiten bekannt.

Bengaluru = Bangalore

Bangalore (britische Bezeichnung), seit 2006 wieder Bengaluru (Name in Kannada, der Landessprache Karnatakas) ist die Hauptstadt des indischen Bundesstaates Karnataka. Mit über 9 Millionen Einwohnern (Volkszählung 2013) ist sie nach Mumbai und Delhi die drittgrößte Stadt Indiens. Bangalore ist ein Zentrum der zivilen und militärischen Luft- und Raumfahrtindustrie und -forschung Indiens. In jüngerer Zeit hat es sich zu einem der wichtigsten IT-Zentren des Landes entwickelt. Wegen seiner zahlreichen Parkanlagen wird Bangalore auch als die „Gartenstadt Indiens" bezeichnet. Bangalore ist Sitz der Swami Vivekananda Yoga Anusandhana Samsthana oder S-VYASA - Yoga University.

Bhakti Yoga, *Sanskrit*

Yoga der Verehrung, der Hingabe an einen Gott, einen Schöpfer und Bewahrer. Beim Gottesbegriff dabei religionsfrei- oder übergreifend. Jede monotheistische Gottesvorstellung ist gleichermaßen akzeptiert. Es ist die spirituelle Richtung des Yoga.

Brachma Mudra, *Sanskrit*

Die Geste des höchsten Geistes und des Atems, zurückgehend auf Brahma, einem der vier hinduistischen Hauptgötter, Vertreter des Brahma als Prinzip der Schöpfung und des höchsten Geistes. Dieses Mudra öffnet und weitet die Lungen und stimuliert besonders stark Vyana-Prana, das alle anderen Pranas harmonisiert und aufladen kann, falls sie schwach geworden sind. Dieses Mudra belebt in besonderem Maße über Vyana das ganze energetische System. **Ausführung:** Gleiche Faustbildung wie bei Adi-Mudra, presse die beiden Fäuste eng an den Körper in Höhe des Schambeins und presse die Fäuste an den Knöcheln fest aneinander bei der Einatmung.

Brahmari, *Sanskrit*

Brahmari ist eine Atemtechnik (Pranayama), aus der Hatha Yoga Pradipika. Man sagt zu Brahmari auch das "Summen wie eine Biene" oder die "Hummel-Atmung". Zwei Varianten können praktiziert werden: 1. Nur bei der Ausatmung, dann ein helles, hohes M (oder auf hohes King), dies ist der Summton der männlichen Biene. 2. Bei Einatmung und Ausatmung. Das Einatmen ist dann tiefer, fast schnarchend, Summton der weiblichen Biene. Brahmari unterstützt eine klare Stimme, beruhigt den Geist, kühlt das ganze System.

Chi siehe Prana

Chin Mudra, *Sanskrit*

Abgeleitet von *Chin* = Bewusstsein, ist es eines der bekanntesten Mudras. Es bewirkt Konzentration und Bewusstsein auf die Energie und soll das Bewusstsein ganz auf das Yoga-Ziel lenken: Vereinigung der individuellen Seele mit der allumfassenden Seele des Seins, in dem alles ist, aus dem alles ist. **Ausübung:** Presse die Spitzen von Zeigefinger und Daumen aufeinander, die übrigen Finger sind weg gestreckt, Handteller zeigen nach oben. Im Therapeutischen Yoga dient es auch dazu "Pointed Awareness" zu erzeugen, also Wahrnehmung (von Vyana-Prana oder eben Energie) an einem Punkt.

Chinmaya Mudra, *Sanskrit*

Geste der Achtsamkeit, der vertieften Wahrnehmung. Im Sanskrit bedeutet Chinmaya das Bewusstsein der äußeren erkennbaren Welt. Chinmaya Mudra soll im therapeutischen Yoga die Wahrnehmung im ganzen Oberkörper und Brustraum verstärken. Der Grad der Wahrnehmung ist hierbei linear, auf einer Linie (*linear Awareness*). **Ausführung**: Bilde Chin Mudra und beuge die restlichen Finger nach innen, so dass die Fingerspitzen die Handteller wie auf einer Linie berühren. Presse alles fest an und ineinander, während du einatmest.

Cyclic Meditation

Yoga-Technik bei der durch Wechsel von Anspannung, Konzentration, Fokussierung und Entspannung, Meditation, Defokussierung ein immer ruhiger werdender geistiger Zustand angestrebt wird, bis der unruhige Geist frei von allen Gedanken, Emotionen, Ängsten und Stress wird. Im Therapeutischen Yoga immunstärkend und Stress lösend.

Dharana, *Sanskrit*

Dharana von *dhri* = unterstützen, tragen, halten, bedeutet Konzentration und ist im indischen Raja Yoga die 6. Stufe des achtstufigen Pfades. Der Übende richtet dabei seine Aufmerksamkeit auf einen Punkt im Körper, ein Mantra oder etwas Transzendentales wie die Leere, einen Gott oder einen seiner Aspekte. Steht am Anfang die Fokussierung auf ein bestimmtes Objekt (Subjekt-Objekt-Spaltung) im Vordergrund, so soll durch intensives Üben das reflektierende Denken zeitweise ausgeschaltet und so eine Ganzheitserfahrung möglich werden. Im Gegensatz zur 7. Stufe, dem Dhyana (Meditation), ist Dharana mit willentlicher Anstrengung verbunden - bewusster Konzentration.

DRT

Deep Relaxation Technique ist eine Tiefenentspannungstechnik mit Wirkung auf körperlicher Ebene, Prana-Ebene, geistiger Ebene, emotionaler Ebene, intellektueller und spiritueller Ebene. Schritt für Schritt Entspannung durch Achtsamkeitsentwicklung auf einzelne Körperabschnitte, entwickelt in S-VYASA.

Dhyana, *Sanskrit*

Dhyana ist der Begriff für die fernöstliche Form der Meditation. In der Yoga-Philosophie bezeichnet es die höheren Bewusstseinszustände der Meditation. Dhyana lässt sich als ein Erfahrungsakt der reinen Beobachtung beschreiben, bei der das menschliche Ego und seine Gedanken keine Rolle mehr spielen; der Zustand der Zeitlosigkeit und der kosmischen Verbundenheit wird erfahrbar. Dhyana ist das 7. Glied (Ashtanga) des achtstufigen Raja Yoga.

Gi siehe Prana

Hatha Yoga, *Sanskrit*

Hatha Yoga von *hatha* „Kraft, Hartnäckigkeit, Unterdrückung, Willenskraft", ist eine Form des Yoga, bei der das Gleichgewicht zwischen Körper und Geist vor allem durch körperliche Übungen (Asanas), durch Atemübungen (Pranayama) und Meditation angestrebt wird. Es ist eine Unterform auf dem Weg zum Raja Yoga.

Hippocampus

Der Hippocampus ist ein Bestandteil des Gehirns und zählt zu den evolutionär ältesten Strukturen des Gehirns. Er befindet sich im Temporallappen und ist eine zentrale Schaltstation des Limbischen Systems. Für das Therapeutische Yoga sind die Erkenntnis und der Nachweis von großer Bedeutung, dass bestimmte Atemtechniken und Meditationstechniken einen immensen Einfluss auf die Wirkketten zwischen Amygdala, Hippocampus, Hormonsystem und Immunsystem haben. Darüber hinaus wurde nachgewiesen, dass diese Techniken auch Einfluss haben auf die Hippocampusformation und in ihrer Vulnerabilität für starke emotionale Stressoren, die wiederum an oben genannten Wirkketten beteiligt sind.

IRT

IRT = Immidiate Relaxation Technique ist eine sofort wirkende Entspannungstechnik auf rein körperlicher Ebene. Vergleichbar der progressiven Muskelentspannung und anderen Techniken dieser Richtung. Bestandteil des Therapeutischen Yoga.

Jnana Yoga, *Sanskrit*

Jnana, Sanskrit = Erkenntnis, Wissen, auch Jnanamarga, "Weg des Wissens" genannt, ist das Streben nach Erkenntnis der letzten Wahrheit. Nicht theoretische Gelehrsamkeit und Anhäufung von Einzelwissen ist das Ziel, sondern Weisheit. Die wesentlichen Praktiken sind Unterricht (Satsang) im Beisein eines

Lehrers (Guru), Reflexionen über das Gelernte und Meditation. Es ist der Yoga der Erkenntnis, intellektuelle Richtung.

Kapalabhati, *Sanskrit*

Kapalabhati ist eine Atemübung (Pranayama) des Yoga. *Kapala* = Schale oder Schädel, *bhati* = Licht oder Leuchten. Diese Übung wird auch den Kriyas (Reinigungsübungen) des Yoga zugeordnet. Im Kundalini-Yoga ist diese der „Feueratem". Kapalabhati wird mit einer deutlichen Betonung auf der Ausatmung geübt: diese ist kraftvoll, schnell und aktiv, während die Einatmung passiv und reflexhaft bleibt. Die Ausatmung geschieht bei dieser Übung durch kraftvolles Einziehen der Bauchdecke nach innen. Die Übung wird im yogischen Kontext als Mittel der Bewusstseinsveränderung und als Abkehr von starker Gegenwartsverhaftung genutzt. Nach längerem Üben kann so das Gefühl entstehen, dass der Kopf leer geworden, der Fluss der Gedanken unterbrochen worden ist. Die Kapalabhati wird daher auch zur Vorbereitung auf die Meditation eingesetzt. Außerdem bewirkt die Übung ein verstärktes Abatmen von Kohlendioxyd, wodurch im Atemzentrum der Anreiz zum Einatmen verringert wird. Das wiederum ermöglicht längere, mühelose Atempausen und ist daher zur Vorbereitung der Kumbhakas geeignet. Achten sollte man allerdings stets darauf, dass die Einatmung völlig passiv und autonom nur durch das Vorschnellen des Bauches erfolgt. Aktives Einatmen wäre Hyperventilation und könnte zu starkem Schwindel führen. Man sollte Kapalabhati daher anfangs immer von einem Lehrer lernen und unter Aufsicht üben.

Kharma, *Sanskrit*

Karma = Wirken, Tat ist ein spirituelles Konzept, nach dem jede Handlung – physisch wie geistig – immer und zwingend eine Folge hat. Diese muss nicht unbedingt im aktuellen Leben erfolgen, sondern kann sich möglicherweise erst in einem der nächsten Leben manifestieren. In den indischen Religionen ist die Lehre des Karma eng mit dem Glauben an Samsara, den Kreislauf der Wiedergeburten, verbunden und damit an die Gültigkeit des Ursache-Wirkungs-Prinzips auf geistiger Ebene auch über mehrere Lebensspannen. Im Hinduismus, Buddhismus und Jainismus bezeichnet der Begriff die Folge jeder Tat, die Wirkungen von Handlungen und Gedanken in jeder Hinsicht, insbesondere die Rückwirkungen auf den Akteur selbst. Karma entsteht demzufolge durch eine Gesetzmäßigkeit und nicht infolge einer Beurteilung durch einen Weltenrichter oder Gott, es geht daher nicht um „Göttliche Gnade" oder „Strafe". Nicht nur „schlechtes" Karma erzeugt den Kreislauf der Wiedergeburten, sondern gleichermaßen das „gute". Letztes Ziel ist es darum, überhaupt kein Karma mehr zu erzeugen.

Kharma Yoga, *Sanskrit*

Karma Yoga ist im Hinduismus einer der vier Yogas. Der Begriff leitet sich von *karman* = Wirken, Tat ab. Karma-Yoga ist der 'Yoga der Tat' und bedeutet ein Handeln ohne Anhaftung an sein Tun. Karma-Yoga wird oft auch als Yoga des selbstlosen, altruistischen Dienstes verstanden, bei dem man keinen Lohn, Dank oder Anerkennung erwartend diese Tat vollbringt. Es ist der Yoga der guten Tat, des selbstlosen Handelns.

Khumbaka, *Sanskrit*

Khumbaka ist eine der Stufen des Atmens im Yoga, und zwar versteht man im Yoga darunter das Atemverhalten (neben *Rechaka* = Einatmen und *Puraka* = Ausatmen). Während nun in vielen Yoga-Schulen auf z.T. extremes Atemanhalten oder die Endpunkte der jeweiligen Atmung, am Ende der Einatmung und am Ende der Ausatmung trainiert wird, wendet man dies im Raja-Yoga so nicht an. Khumbaka bedeutet hier nur den Moment, an dem das Einatmen oder Ausatmen sich in immer kleiner werdenden Portionen marginal dem Scheitelpunkt nähert, achtsam zu erfahren und für einen kurzen Augenblick den Moment der Fülle oder Leere zu genießen. Dadurch dass man also diese Punkte bewusst wahrnimmt und nicht oberflächlich und gehetzt atmet, kann die aufgenommene Energie (Atemluft und auch *Prana* = Lebensenergie) überall hin verteilt werden und wird nicht wie bei flacher Atmung wieder ungenutzt ausgeatmet.

Lotossitz, *Sanskrit Padmasana*

Der Lotossitz, *Padmasana* ist eine der Sitzhaltungen, in der in den fernöstlichen Regionen seit alters her die Meditation ausgeübt wird und eine der klassischen Sitzhaltungen des Yoga. Der Lotossitz ist der Form einer Lotosblüte nachempfunden. Die Beine sind verschränkt. Dabei ruht der rechte Fuß auf dem linken Oberschenkel nahe der Leistenbeuge und der linke Fuß auf dem rechten Oberschenkel. Die Fußsohlen zeigen nach oben.

Es gibt auch den so genannten halben Lotossitz, bei dem sich nur ein Fuß auf dem anderen Oberschenkel befindet; der andere dagegen liegt unter dem anderen Oberschenkel. Dieser Sitz ist auch schon stabil und gut zur Vorbereitung auf den vollen Lotossitz geeignet.

Mandelkorn siehe Amygdala

Manomaya Kosha, *Sanskrit*

Dies ist der geistig-emotionale Körper. Auf dieser Ebene sind unsere Emotionen, Gefühle, das einfache Denken, das Unterbewusstsein, unsere Wünsche und Handlungstendenzen, unser Bewusstsein sowie die Sinnes- und Wahrnehmungsorgane angesiedelt. (*Mano* = Geist, Denken, *maya* = gemacht, *Kosha* = Hülle, Körper)

Meditation

Unser im Westen gebräuchliches Wort "Meditation" kommt aus dem Lateinischen und bedeutet "Nachsinnen". Meditation (von lateinisch *meditatio* ist abgeleitet vom Verb *meditari* „nachdenken, nachsinnen" und ist verwandt mit dem lateinischen Begriff für Heilen *mederi* und der Heilkunst *medicina*. Dies weist daher klar und deutlich darauf hin, dass mit Meditation immer auch

Heilen, Gesunden, sei es nun an Körper, an Geist oder Seele, verknüpft war und ist.

Meridiane

Meridiane, ein Begriff der Traditionellen Chinesischen Medizin (TCM): Kanäle, in denen die Lebensenergie (Qi oder auch Prana) fließt. Bisher gibt es keinerlei Nachweise dieser Meridiane. Gemäß einer Metastudie der Weltgesundheitsorganisation, (WHO) erzielte die Akupunktur, bei der diese Meridiane der Kernpunkt des Ansatzes sind, aber oft deutlich bessere Heilungsergebnisse als westliche Behandlungsmethoden. Inzwischen empfiehlt die WHO Akupunktur bei über 40 Krankheiten.

Metabolisch, Metabolismus

Unter Metabolismus oder Stoffwechsel versteht man die Gesamtheit der chemischen Prozesse im Organismus, die als Folge zur Umwandlung von Stoffen führt und steht damit für die Aufnahme, den Transport und die chemische Umwandlung von Stoffen in einem Organismus sowie die Abgabe von Stoffwechselendprodukten an die Umgebung. Man unterscheidet dabei folgende Reaktionen: Katabole Reaktionen, welche durch den Abbau von chemisch komplexen Nahrungsstoffen zu einfacheren Stoffen Energie liefern und anabole Reaktionen, welche unter Energieverbrauch körpereigene Stoffe aus einfachen Bausteinen aufbauen. Im Therapeutischen Yoga sind hierbei Pranayama-Übungen von besonderer Bedeutung, da unter anderem nachgewiesen werden konnte, dass diese ganz speziell im Hirnstoffwechsel starke anabole Effekte auslösen können.

Mind and Life Institute

Mind & Life Institute Hadley, MA 01035 USA
Gegründet von Prof. Francisco Javier Varela Garcia und anderen, enge Zusammenarbeit mit seiner Heiligkeit, dem Dalai Lama. Forschungsschwerpunkte: MIND, BRAIN AND MATTER - Contemplative Practice and Health - Attention, Memory, and the Mind - Investigating the Mind-Body Connection - The Sci-

ence and Clinical Applications of Meditation, hosted by Mayo Clinic - Mindfulness, Compassion and the Treatment of Depression - Investigating the Mind: The Science and Clinical Applications of Meditation - Emotions and Health - Destructive Emotions and how to overcome - Dialogues between Buddhism and the Neurosciences - Dialogues between Buddhism and the Cognitive Sciences.

MIT

Mind Imagination Technique = Imaginations- und Visualisierungstechnik, geführte Meditationstechnik, entwickelt als Yoga-Technik in der S-VYASA-Universität durch Prof. Nagendra.

MS

Multiple Sclerosis, häufigste neurologische Erkrankung in Europa. Ursachen nicht monokausal erklärbar. Autoimmunreaktionen sind aber generell beteiligt, daher auch als Autoimmunerkrankung klassifiziert. Keine einheitliche Verlaufsform, daher auch Krankheit der 1000 Gesichter genannt.

MSRT

Mind Sound Resonance Technique, entwickelt als Yoga-Technik in der S-VYASA-Universität durch Prof. Nagendra.

Mudra, *Sanskrit*

Übersetzt aus dem Sanskrit bedeutet *Mudra* „das, was Freude bringt". *Mud* heißt Freude, aber auch Geste, um den Göttern zu gefallen. *Ra* bedeutet „das, was gibt". Das Mudra ist eine symbolische Handgeste (Handbewegung, Handstellung). Im Yoga haben Mudras auch die Funktion, auf den Organismus zu wirken und sind so Teil der Yoga-Praxis. Ziel ist Energieströme körperregionsbezogen einzusetzen und bei erhöhter Achtsamkeit und Wahrnehmungsfähigkeit zu erzeugen, zu lenken.

Nadi Suddhi, *Sanskrit*

Auch Wechselatmung ist Reinigungsübung und Pranayama gleichermaßen. Sie hilft, die Lungenkapazität zu erhöhen und die Atmung unter Kontrolle zu bringen. Weiterhin hilft diese Atmung, die Nasendurchgänge zu öffnen und zu reinigen. Wechselatmung ist vorzüglich gegen Allergien, Heuschnupfen und Asthma und wirkt vorbeugend gegen Erkältungskrankheiten. Beruhigend und energetisierend, ist es eine im Therapeutischen Yoga wichtige Übung, da sie auch dazu beiträgt, die beiden Hirnhälften über das Colossum zu harmonisieren und auszugleichen. Auf diesem Wege wird dann auch ein Gleichgewicht zwischen anabolischen und katabolischen Prozessen im Körper erreicht. Dies ist für gesunde Körperfunktionen enorm wichtig, da damit ein Gleichgewicht zwischen Zelltod und Zellerneuerung gewährleistet wird. Fließt der Atem mehr als 24 Stunden durch nur ein Nasenloch, ist dies ein Alarmzeichen, dass irgendeine Krankheit naht. Dies hängt unter anderem damit zusammen, dass die Ganglienzellen bestimmter Nervenzentren durch den abnormalen zu lange andauernden Atemfluss in nur ein Zentrum überfordert werden und nötige Impulse und Informationsketten ausbleiben.

Nadis, *Sanskrit*

Unter *Nadi* = Kanal, Röhre werden im Yoga fein-stoffliche nicht nachweisbare Energieleitbahnen bezeichnet, die den Körper durchziehen und mit Prana (Lebensenergie) versorgen sollen. (ähnlich dem Prinzip der Meridiane in der Traditionellen Chinesischen Medizin). Der Begriff Nadi wird wahrscheinlich abgeleitet von der Wurzel *nad* = Bewegung, Antrieb, Schwingung. Es gibt bisher keinen wie auch immer gearteten wissenschaftlichen Beweis, dass Nadis oder ähnliche „Energiekanäle“ existieren. Allerdings könnte der zentrale Wirbelkanal innerhalb der Wirbelsäule, der das Rückenmark führt, mit der zentralen Sushumna Nadi korrelieren.

Nasika Mudra, *Sanskrit*

Abgeleitet von *Nasika* = Nase, Nasenloch, ist es eine Geste, die verwendet wird bei der Wechselatmung und bei verschiedenen „Ein-Nasenloch-Atmungen". **Ausführung:** Der Daumen der rechten Hand ist weggespreizt, Zeigefinger, Mittelfinger sind nach innen geklappt, kleiner Finger und Ringfinger stehen eng aneinander liegend wiederum senkrecht weg. Mit dem Daumen verschließt man das rechte Nasenloch, während mit dem linken geatmet wird, mit Ringfinger/kleinem Finger das linke Nasenloch, wenn mit dem rechten geatmet wird.

Niyama, *Sanskrit*

Niyama ist das zweite der acht Glieder des Raja Yoga. Es sind die fünf ethischen Regeln, Einschränkungen, der Verhaltenskodex im Yoga für das Privatleben. Es wären dies: innere und äußere Reinheit, Zufriedenheit, Askese, Studium religiöser Schriften und Hingabe an Gott.

OM, *Sanskrit*

OM oder Aum ist das wichtigste und bekannteste Bija Mantra, das universelle Mantra; das ursprüngliche Wort, das alles in sich enthält. OM repräsentiert den Urklang, die Schöpfung, die Essenz der Veda. OM ist die ewige, universelle Schwingung und Knotenpunkt zwischen der absoluten und der relativen Welt. OM ist der Klang, der seit vielen Jahrtausenden verwendet wird, um Körper, Geist und Seele zur Harmonie zu führen. Letztlich sind alle Klänge des Universums auf OM zurückzuführen.

Padmasana, *Sanskrit* siehe Lotossitz

PET

Pranic Energisation Technique. Eine Yoga-Technik, in der Elemente von Pranayama, Atemtechniken, Achtsamkeitstechniken, Mantren, Mudras, Meditation, Imagination und Visualisierung zu einer geführten Meditation vereint werden, um die Lebensenergie Prana in Form des *Vyana Prana* spürbar und durch Atem und Geist lenkbar zu machen. entwickelt als Yoga-Technik in der S-VYASA-Universität durch Prof. Nagendra.

Pratyahara, *Sanskrit*

Die Absorbierung oder Auflösung alles Weltlichen durch Zurückziehen der Sinne, zu erreichen über Konzentration. Pratyahara ist eine der acht Stufen des Raja Yoga.

Prana, *Sanskrit*

„Prana" bedeutet Lebensenergie (siehe auch Qi oder Chi). Es ist in der Darstellung der Veden die Energie, aus der einst alles entstand, von einfacher Materie bis hin zum komplexen Menschen. Alles in diesem Universum ist aus Prana gemacht, Prana ist in allem und umgibt und durchströmt alles. Physikalisch nicht nachweisbar, aber in seiner Wirkung (Homöopathie, Reiki, Akupunktur). Form fein-stofflicher Energie, für deren Verifizierbarkeit unsere Wahrnehmungsorgane und technischen Mittel nicht ausreichen.

Pranamaya Kosha, *Sanskrit*

Die Pranamaya Kosha ist die Energie- oder Lebenshülle, die Ebene des Prana, der fein-stofflichen Lebensenergie, der feinstoffliche Körper.

Pranayama, *Sanskrit*

„Pranayama" bezeichnet also bewusste Regulierung und Vertiefung der Atmung durch Achtsamkeit und beständiges Üben. Da die Atmung Träger der Lebensenergie ist, kann man Prana auch mit „Atem" übersetzen - im ursprünglichen Gebrauch hat der Begriff jedoch ein größeres Bedeutungsspektrum. Eine fortdauernde Konzentration auf die Vorgänge der Atmung und bewusst ausgeführte Atemtechniken können die Prozesse des Bewusstseins beeinflussen.

Puraka, *Sanskrit*

Der Prozess der Einatmung, von *puraka* = erfüllen, füllen, befriedigen.

QRT

Quick Relaxation Technique oder Schnellentspannung ist eine auf Vertiefung der Wahrnehmung über die Steuerung des Atems aufbauende Entspannungstechnik. Entwickelt in S-VYASA soll sich ihre Wirkung auf körperlicher, energetischer und geistiger Ebene entfalten.

Raja Yoga, *Sanskrit*

Yoga der Willenskraft (eine Unterstufe auf dem Weg zum Raja Yoga ist dabei Hatha Yoga), Asanas und Atem stehen im Vordergrund und die Beherrschung des Geistes über diese Aspekte.

Rechaka, *Sanskrit*

Der Prozess der Ausatmung, von *rechaka* = leeren, befreien.

Resolving

Das Füllen des durch Meditation von Gedanken und Emotionen befreiten Geistes mit einem positiven, uneigennützigen Gedanken z.B. Gesundheit oder Wohlbefinden betreffend.

In den Yoga-Techniken von S-VYASA nach Meditationen, PET, SMET, MSRT praktiziert.

Sadanta (Cooling Pranayama), *Sanskrit*

Abgeleitet von danta = Zähne. Ist eine der 3 grundlegenden Cooling Pranayama-Techniken. **Ausführung:** Bei *sadanta* wird die Luft beim Einatmen durch die Zähne eingezogen. Die Zähne liegen schließend übereinander, die Lippen sind geöffnet, so dass man die Kühle der einströmenden Energie und Atemluft direkt an Zähnen und im Rachenraum spürt. Die Ausatmung erfolgt über die Nase, wahrzunehmen ist die Wärme der ausströmenden Atemluft, die Wärme der verbrannten Energie. Wie alle Cooling Pranayama-Techniken bringt sie Ruhe und Entspannung, kühlt Körper und Geist, vermindert Hungergefühl und harmonisiert alle Energien im Körper.

Samadhi, *Sanskrit*

Samadhi = „Versenkung, Sammlung, Aufmerksamkeit auf etwas richten" bezeichnet einen Bewusstseinszustand, der über Wachen, Träumen und Tiefschlaf hinausgeht. Im Samadhi hört das diskursive Denken auf. Es ist ein völliges Aufgehen in dem Objekt, über das meditiert wird. Im vollkommenen Zustand des Samadhi verschmelzen Seher, Gesehenes und der Vorgang des Sehens. Es ist die Auflösung jeglicher Dualität.

Samana, *Sanskrit*

Samana = gleich, gleichartig, übereinstimmend, homogen; gemeinsam ist eines der fünf Pranas. Samana ist die Bewegungsform von Vata, die ihren Sitz im Dünndarm hat und für die nervliche Versorgung des Verdauungssystems zuständig ist. Samana steuert den Verdauungsvorgang und die Nährstoffaufnahme und damit die Absorption von Lebensenergie.

Savasana, *Sanskrit*

Auch Leichenstellung genannt. Abgeleitet von *savas* = Körper und *Asana* = Haltung, ist eine der fundamentalsten Yoga-Stellungen überhaupt. Man liegt ausgestreckt auf dem Rücken, mit den Füßen ein wenig auseinander und den Armen bequem neben dem Körper ausgestreckt, die Handflächen weisen nach oben. Bei Achtsamkeit auf den Fluss des Atems und auf die Bewegungen des Atemsystems verschafft diese Haltung tiefe Entspannung und vitalisiert Körper, Geist und Seele. Es ist die Grundhaltung der DRT, Deep Relaxation Technik.

Siddhasana, *Sanskrit*

Einer der grundlegenden Meditationssitze im Yoga. Das Wort leitet sich von *siddha* = perfekt und *Asana* = Sitz ab. **Ausführung:** Setze eine Ferse an den Anus-Schließmuskel (*Guda*), die Hauptöffnung des Verdauungstrakts. Lasse die andere Ferse an der Wurzel des Geschlechtsorgans. Die Füße sollten so arrangiert und platziert werden, dass die Fußgelenke einander berühren. Die Hände können so wie in den anderen Sitzen abgelegt werden.

Sitali (Cooling Pranayama), *Sanskrit*

Abgeleitet vom Wort *sheetal* = kühl, kalt. Ist eine der drei grundlegenden "Cooling Pranayama"-Techniken. **Ausführung:** Strecke die Zunge leicht nach vorne aus dem Mund heraus. Rolle die Zunge so, dass die Zungenmitte unten ist, und die seitlichen Zungenränder nach oben schauen. Bilde so eine halboffene Röhre mit der Zunge. Atme sehr langsam und tief mit einem leichten Zischlaut die Luft über die Zunge ein. Spüre die Kühle an den Zungenrändern und im Rachen. Die Ausatmung erfolgt über die Nase, wahrzunehmen ist die Wärme der ausströmenden Atemluft, die Wärme der verbrannten Energie. Wie alle Cooling Pranayama-Techniken bringt sie Ruhe und Entspannung, kühlt Körper und Geist, vermindert Hungergefühl und harmonisiert alle Energien im Körper.

Sitkari (Cooling Pranayama), *Sanskrit*

Ist eine der drei grundlegenden "Cooling Pranayama"-Techniken. **Ausführung:** Rolle die Zunge zu einem Tunnel nach vorne, so dass dieses Rohr von links nach rechts vor den Zähnen liegt. Atme sehr langsam, tief mit einem leichten Zischlaut die

Luft durch dieses Rohr ein. spüre die Kühle an den Zungenrändern und im Rachen. Die Ausatmung erfolgt über die Nase, wahrzunehmen ist die Wärme der ausströmenden Atemluft, die Wärme der verbrannten Energie. Wie alle Cooling Pranayama-Techniken bringt sie Ruhe und Entspannung, kühlt Körper und Geist, vermindert Hungergefühl und harmonisiert alle Energien im Körper.

SMET

Fortgeschrittenen-Yoga-Technik: Stress Management of extreme Tension, entwickelt als Yoga-Technik in der S-VYASA-Universität durch Prof. Nagendra, Dr. Nagarathna u.a.

So-ham (So-Hum), *Sanskrit*

So-ham in Sanskrit: „er ist ich" ist ein hinduistisches Mantra aus den Upanishaden. Es spielt auch im Yoga eine bedeutende Rolle. Die Bedeutung ist „Er ist ich" bzw. „Ich bin er" und symbolisiert dadurch die Einheit der Individualseele (*jiva*) mit dem Absoluten. Die mystische Deutung sagt, dass jedes Lebewesen dieses Ajapa-Mantra unwillkürlich durch das Atmen rezitiert, dabei steht *sa* für das Einatmen und *ham* für das Ausatmen. Im Therapeutischen Yoga unterstützt es auch das Einüben verloren gegangener Bewegungsmuster auf neuronaler Ebene.

Sukhasana, *Sanskrit*

Einfacher Meditationssitz mit gekreuzten Beinen. Dieser Sitz ermöglicht es auch weniger beweglichen Personen eine meditative Sitzhaltung einzunehmen. Das Wort leitet sich von *sukha* = Freude und *Asana* = Haltung oder Sitz ab.

S-VYASA

Swami Vivekananda Yoga Anusandhana Samsthana oder S-VYASA, ist eine Yoga University, mit Ernennung durch die Indische Regierung am 8.5.2001. Mit über 250 Veröffentlichungen im Bereich Yoga und Gesundheit gilt S-VYASA als führende Universität auf diesem Gebiet weltweit. S-VYASA ist "Centre of Advanced Research (CAR) in Yoga and Neurophysiology" accredited by the Indian Council of Medical Research (ICMR). Angeschlossen ist eine Klinik mit 250 Betten. Es besteht enge Zusammenarbeit mit amerikanischen Universitäten, speziell auf den Gebieten „Geist und Gesundheit, Erforschung des Bewusstseins".

Tadasana, *Sanskrit*

Tadasana = Stabilität, Größe, Ruhe, Bergstellung, ist eine Asana im Hatha Yoga. Beide Füße stehen nebeneinander auf gleicher Höhe, entweder geschlossen oder etwa einen Fuß breit auseinander. Man spürt zunächst tief in den Kontakt der Füße mit dem Boden, um dann das Körpergewicht gleichmäßig auf die drei Auflagepunkte beider Füße, auf Großzehenballen, Kleinzehenballen und Hacke zu verteilen. Tadasana verbessert die Körperhaltung, trainiert die Rückenmuskeln und entlastet Wirbelsäule und Hüfte. Tadasana stärkt aber auch die innere Stabilität und das Gleichgewicht. Weiterhin beruhigt und stabilisiert Tadasana den Geist und bringt neue Energie und Konzentration.

Transzendentale Meditation = TM

Transzendentale Meditation (TM) ist eine von dem indischen Lehrer Maharishi Mahesh Yogi (1918-2008) und seiner Organisation TM vermittelte Meditationstechnik: aus ihrer Sicht ist es die authentische Meditationstechnik der vedischen Tradition, wiederbelebt von Maharishis Lehrer Brahmananda Saraswati und vereinbar mit allen religiösen und weltanschaulichen Überzeugungen. Hilfsmittel der Technik ist ein Wort, ein Mantra, das auf einfache, natürliche und anstrengungslose Weise zu benutzen ist, ohne Zuhilfenahme von Konzentration oder Kontemplation.

Tratak, *Sanskrit*

Tratak ist eine der sechs Hauptreinigungsübungen des Hatha Yoga. Man versteht darunter das beständige Starren auf einen bestimmten Punkt oder ein bestimmtes Objekt, ohne dabei mit den Augen zu zwinkern. Es kann helfen, durch den provozierten Tränenfluss die Augen zu reinigen, Müdigkeit zu beseitigen und die Sehkraft zu entwickeln. Im weiteren Verlauf der Übung schließt man die Augen und versucht, vor dem inneren Auge das Bild des Objektes aufrechtzuerhalten. Dies kann im Wechsel mehrmals wiederholt werden.

Trataka, *Sanskrit*

Trataka ist die einfachste Meditationsform, das feste Starren auf einen bestimmten Punkt oder ein Objekt, meist eine Kerzenflamme, ohne mit den Augen zu zwinkern. Es dient besonders dazu, Konzentrationsfähigkeit und geistige Konzentration zu entwickeln. Hierbei kann durch den Wechsel von Fokussierung und Defokussierung eine immer tiefere Befreiung von Sinnes- und Gedankenflut erreicht werden.

Udana, *Sanskrit*

Udana = der nach oben gerichtete Lebenshauch (vgl. Prana). Einer der fünf Hauptpranas, *udana* = "sich aufwärts bewegende Luft" hat seinen Ursprung in der Brust und sein Zentrum in der Kehle. Sie steuert die Ausatmung und das Sprechen und damit die Abgabe von Energie nach außen sowie den Willen, die Leistung und das Gedächtnis. Im Raja Yoga auch mit Kundalini gleichgesetzt.

Vajrasana, *Sanskrit*

Einer der einfacheren Meditationssitze ist der Fersensitz (Vajrasana), auch Diamantensitz genannt. Wortursprung ist *Vajra* = Diamant. Man sitzt mit dem Gesäß auf den Fersen, kniend, Unterschenkel und Oberschenkel aufeinander, Schienbeine am Boden aufliegend.

Veda, Veden, Vedas, *Sanskrit*

Der Begriff *Veda* stammt aus der Wurzel *Vid* = wissen. Das Wort *Veda* bedeutet Wissen. Als Schrift bedeutet es Buch des Wissens. Die *Veden* sind die grundlegenden Schriften der Hindus und eine der ältesten Bücher der Menschheit. Die in fast allen Religionen enthaltenen Ansätze stammen aus den Veden und sind letztlich auf die Veden zurückzuführen. Die Veden sind der Urquell fast aller Religion. Sie sind die Quelle, auf die alles religiöse Wissen zurückführbar ist.

Vijnanamaya Kosha, *Sanskrit*

Dies ist die intellektuelle Hülle oder Körper. Sie hat zwei Wesensmerkmale, das Ego und den Intellekt im Sinne von Vernunft, Entscheidungsfähigkeit. Gemeint ist das logische Denken, dort sitzen Urteils-, Entscheidungs- und Willenskraft.

Vyana, *Sanskrit*

Vyana ist eines der fünf Hauptpranas; *Vyana* bedeutet "die sich verbreitende Luft". Vyana hat sein Zentrum im Herzen und befindet sich im ganzen Körper, spürbar, wahrnehmbar vor allem auf der Oberfläche. Es steuert die Zirkulation der Energie und damit den Kreislauf des Blutes und die Bewegungen der Gelenke und Muskeln. Ist Vyana gestört, haben wir Schwierigkeiten mit Koordination und Bewegung. Wesentliches Element der PET-Technik und von MSRT im Therapeutischen Yoga.

Yama, Sanskrit

Yama = Enthaltung. Selbstkontrolle ist die erste Stufe des Raja Yoga nach Patanjali und stellt eine Art Verhaltenskodex im Umgang mit anderen und der Umwelt dar. Die Prinzipien sind: Nichtverletzen anderer (auch der Umwelt), Wahrheit und Wahrhaftigkeit, nicht stehlen – weder geistig noch materiell, Selbstbeherrschung, Abwesenheit von Besitzgier.

Yoga/Yog, *Sanskrit*

Yoga oder eigentlich Yog, maskulin, ist eine indische philosophische Lehre, die eine Reihe geistiger und körperlicher Übungen wie Yama, Niyama, Asanas, Pranayama, Pratyahara, Kriyas, Meditation und Askese umfasst. Der Begriff *Yoga/Yog* bedeutet Joch, zusammenbinden, anspannen, anschirren und kann sowohl „Vereinigung" als auch „Integration" bedeuten. Gemeint ist hierbei das „Anschirren" oder „Anspannen" des Körpers an die Seele zur Sammlung und Konzentration und zum Einswerden mit Gott oder der Schöpfung.

Personenregister

der Personen, die mich maßgeblich bei der Erstellung des Buches beeinflusst haben.

Capra, Fritjof

Capra, Fritjof (* 1. Februar 1939 in Wien) ist ein österreichischer Physiker, Systemtheoretiker und Philosoph. Bekannt geworden durch die Bücher "Das Tao der Physik" und "Wendezeit". Besonders durch "Wendezeit" half er einen Paradigmenwechsel anzustoßen und einzuleiten. Seine Verarbeitung systemtheoretischer Ansätze in Physik, Medizin, Psychologie, Biologie, Ökonomie und Umweltschutz ist richtungweisend geworden. Dabei kritisiert er die verheerenden Auswirkungen des cartesianischen Weltbildes auf den einzelnen Menschen und die gesamte Gesellschaft. Die mechanistisch-reduktionistische analytische Weltsicht, speziell in den Industrienationen, die Ausbeutung von Frauen und Natur und die starke Fragmentierung der akademischen Disziplinen sollen in seiner Theorie durch ganzheitlich-interdisziplinäre Ansätze ersetzt werden.

Chopra, Deepak

Chopra, Deepak (* 22. Oktober 1946 in Neu-Delhi, Indien) ist ein populärer zeitgenössischer Autor von Büchern über Spiritualität, alternative Medizin und Ayurveda. Er stammt aus Indien und lebt seit langem in Kalifornien. Als Internist und Endokrinologe beschäftigte er sich aber auch stets mit alternativen Heilmethoden und gründete 1996 zusammen mit dem Neurologen David Simon das „Chopra Center for Wellbeing". Oft auch kritisiert wegen seines zu plakativen Einsatzes der Quantenphysik auf Gesundheit, Geist, Bewusstsein erhielt er 1998 den satirischen Ig-Nobelpreis für Physik.

Goleman, Daniel

Goleman, Daniel (* 7. März 1946 in Stockton, Kalifornien, USA) ist Psychologe, Wissenschaftsjournalist, Autor des New York Times-Bestsellers "Emotional Intelligence". Laut Time Magazine eines der 25 "Most Influential Business Management Books". Co-Herausgeber und Autor vieler Bücher der Life-Mind-Science Dialog-Bücher mit dem Dalai Lama.

Maharishi Mahesh Yogi

Maharishi Mahesh Yogi (* 12. Januar 1918 in Pounalulla, Indien; † 5. Februar 2008 in Vlodrop, Niederlande), Maharishi genannt, war ein indischer Guru, Autor von Büchern über vedische Philosophie und Begründer der Transzendentalen Meditation (TM). Er war Schüler von Swami Brahmananda Saraswati. Maharishi wurde vor allem wegen der Beatles zu einer Ikone im Hippie-Mystizismus der 1960er Jahre. Seine Lehren gewannen auch medizinische Anerkennung für die Wiederbelebung einer alten indischen Yoga-Technik, bekannt unter dem Namen Transzendentale Meditation. Hauptkritik richtet sich gegen die absolut auf Anhäufung von materiellem Reichtum ausgerichtete Linie seiner TM-Organisation. Phasenweise gehörte Maharishi zu den reichsten Menschen der Welt und hinterließ nach seinem Tod ein Vermögen von über 3 Milliarden Dollar. Unberührt von dieser Kritik sollte aber sein Einsatz und Ansatz für Weltfrieden und Gesundheit bleiben, wobei er Gesundheit als nicht nur auf körperlicher, sondern auch auf geistiger, intellektueller, spiritueller und gesellschaftlicher Ebene sah. Sein Nachfolger in der TM Organisation ist Maharaja Adhiraj Rajaraam, bürgerlich Tony Nader, ein libanesischer Neurophysiologie-Professor.

SRI N.V. Raghuram

SRI N.V. Raghuram (*20.7. 1948 in Nelamangala Vuddi)ist der internationale Koordinator und Senior Yoga Teacher der Swami Vivekananda Yoga University. Er ist Chairman des "Yoga Bharati Movement" seit 2003 und ein hervorragender Kenner der Veden sowie ein anerkannter Guru (Lehrer)

Swami Vishnu Devananda

Swami Vishnu Devananda (* 31. Dezember 1927 in Kannimangalam, Kerala; † 9. November 1993 in Mangalore, im indischen Bundesstaat Karnataka), bekannter Hatha- und Raja-Yogameister. Gründer der Yoga Vedanta-Zentren in Val Morin (Quebec) im Namen seines Meisters Sivananda. Erster „Hatha-Yoga-Professor". Er gilt als ein brillanter Kenner der Veden und Guru (Lehrer).

Swami Vivekananda

Swami Vivekananda (* 12. Januar 1863 in Kolkata; † 4. Juli 1902 in Haora) war ein hinduistischer Mönch und Gelehrter. Er machte die vier unterschiedlichen Hauptrichtungen des Yoga im Westen bekannt:

Jnana Yoga = Yoga der Erkenntnis, intellektuelle Richtung

Kharma Yoga = Yoga der Tat, des selbstlosen Handelns

Bhakti Yoga = Yoga der spirituellen Richtung

Hatha Yoga = Yoga der Willenskraft, eine Unterstufe auf dem Weg zum Raja Yoga, Asanas und Atem im Vordergrund.

Namensgeber der S-VYASA-Yoga-Universität, Bangalore/Jigani.

Iyengar, Dr. BKS

Bellur Krishnamachar Sundararaja Iyengar (* 14. Dezember 1918 in Bellur, Karnataka, Indien) ist einer der führenden Yoga-Lehrer weltweit. Er praktiziert und lehrt Yoga nun seit mehr als 75 Jahren und hat viele Bücher über Praxis und Philosophie des Yoga geschrieben. Seine bekanntesten Werke sind "Licht auf Yoga", "Licht auf Pranayama" und "Light on Life". Im Jahr 2004 wurde Iyengar vom Time Magazine als einer der 100 einflussreichsten Menschen der Welt genannt.

Nagendra, Dr. H.R.

Dr. HR Nagendra (* 1.1.1943 in Indien), ehemals Mitglied der NASA, später Mitgründer von S-VYASA und Gründer der Yoga Therapy and Research Foundation. Zahlreiche Auszeichnungen, darunter Award by the Chief Minister, Govt of Delhi for contributions in the field of Yoga Therapy 1995, und nominiert von der American Biographical Association for the "Distinguished leadership Award" für seine Verdienste um die Menschheit. Die Seele und unermüdlicher Mentor von S-VYASA.

Nagarathna, Dr. R.

Frau Dr. Nagarathna (* 23.12.1944 in Indien) ist Fachärztin für Innere Medizin – MD and FRCP(Edin) – MBBS, MD, MRCP, (UK) FICA (USA). Sie ist Dekan der S-VYASA Universität Division of Yoga and Life Sciences – zahlreiche Bücher und Publikationen über Yoga und Gesundheit. Ehefrau von SRI N.V. Raghuram.

Telles, Shirley

Telles, Shirley, MBBS Ph.D., Director of Research at Patanjali Yogpeeth, Haridwar, Indien. Vorsitzende des Indian Council of Medical Research for Advanced Research in Yoga and Neurophysiology, einem bundesweiten Forschungscenter in Indien. Dr. Telles ist zweifelsfrei eine der führenden Forscherinnen auf dem Gebiet Yoga, Meditation, Gesundheit weltweit mit über 85 Publikationen auf diesem Gebiet.

Varela, Dr. Francisco J.

Varela, Dr. Francisco J. (* 7. September 1946 in Santiago de Chile; † 28. Mai 2001 in Paris) war ein chilenischer Biologe, Philosoph und Neurowissenschaftler, Mitgründer des Mind & Life Institute, Leiter der Neurodynamik-Einheit am Hôpital de la Salpêtrière in Paris. Forschungsdirektor der Abteilung für Neurodynamik des CNRS in Paris. Zahlreiche Teilnahmen an den

"Dialog mit dem Dalai Lama"-Konferenzen. Themenschwerpunkt Veralas dort: Wissenschaftliche Erforschung des Bewusstseins.

Kabat-Zinn, Jon

(* 5. Juni 1944 in New York) ist emeritierter Professor an der University of Massachusetts Medical School in Worcester. Er unterrichtet Achtsamkeitsmeditation, um Menschen zu helfen, besser mit Stress, Angst und Krankheiten umgehen zu können. Kabat-Zinn ist Gründer und ehemaliger Geschäftsführer des 1995 etablierten Center for Mindfullness in Medicine, Health-Care and Society (CFM), Zentrum für Achtsamkeit in Medizin, Gesundheitswesen und Gesellschaft an der University of Massachusetts Medical School.

Literaturhinweise

Titel	Autor
Light on Pranayama	Iyengar, Dr. BKS
Light on Yoga	Iyengar, Dr. BKS
Light on Life	Iyengar, Dr. BKS
Das Tao der Physik	Capra, Fritjof
Wendezeit	Capra, Fritjof
Destructive Emotions and how to overcome	Goleman, Daniel
Die heilende Kraft	Chopra, Deepak
New Perspectives in Stress Management	Nagarathna, Dr. R., Nagendra, Dr. H.R.
A new Light on Asthmatics	Nagarathna, Dr. R., Nagendra, Dr. H.R.
Pranic Energisation Technique	Nagarathna, Dr. R., Nagendra, Dr. H.R.
New Horizon in modern Medicine	Nagendra, Dr. H.R.
Yoga, it` s Basics and Applications	Nagendra, Dr. H.R.
Mind Sound Resonance Technique	Nagendra, Dr. H.R.
Pranayama, the Art and Science	Nagendra, Dr. H.R.
A Glimpse of the human Body	Telles, Shirley
Das große illustrierte Yoga Buch	Swami Vishnu Devananda
Gesund durch Meditation	Kabat-Zinn, Jon

Das Tryambhakam Mantra
= Maha Mrityunjaya Mantra

Dieses machtvolle, offenbarende Mantra ist ein Wunder wirkendes Rezept für gute Gesundheit, zur Erhaltung eines von Krankheit freien Körpers, für ein langes und unfallfreies Leben, für Gotteserfahrung, Erleuchtung und Unsterblichkeit.

OM

Tryambhakam Yajamahe
Sugandhim Pushtivardhanam
Urvarukamiva Bandhanan
Mrityor Mukshiya Maamritat

OM
Shanti Shanti Shanti hi

OM

Wir verehren den dreiäugigen gütigen,
der wohlriechend ist und alle Wesen ernährt.
Möge er uns vom Tod befreien
und uns dazu reif machen,
zur Unsterblichkeit zu gelangen,
genau wie eine reife Gurke von der Pflanze abfällt.

OM
Friede Friede Friede mit Dir

Das Sarve Bhavantu Mantra

OM

Sarve Bhavantu Sukhinah,
Sarve Santu Niraamayah,
Sarve Bhadraani Pashyantu,
Maa Kaschid Dukha Mapnuyat.

OM
Shanti Shanti Shanti hi.

OM

Oh Herr mögen alle glücklich sein,
Mögen alle frei von Leid sein,
Möge allen Gutes widerfahren,
Und niemand soll unter Schmerzen leiden.

OM
Friede Friede Friede mit Dir.

Stichwortverzeichnis

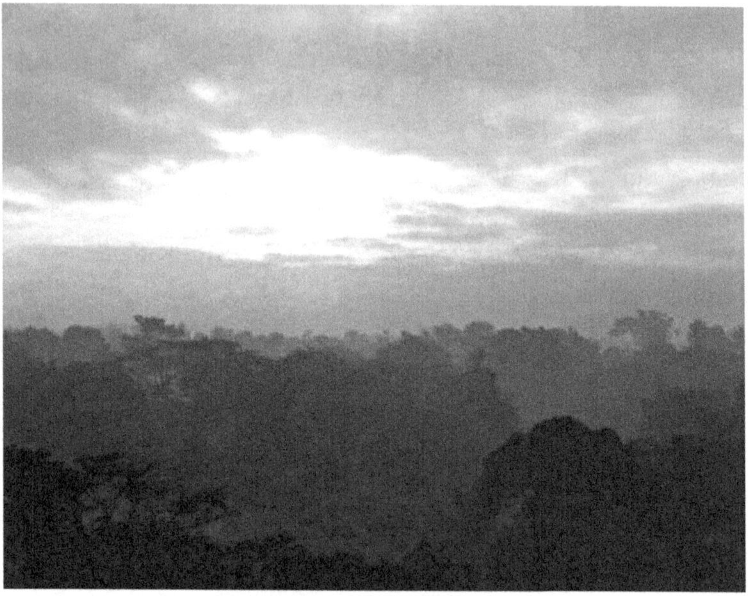

Morgenstimmung in Prashanti

Folgende Audiodateien sind als Lern- und Übungsdateien vom Autor derzeit über „www.yoga-mit-ms.de" als Download erhältlich:

Programm	Dauer/ Min.
Atemübungen	45
Entspannungsübungen	45
Training zur Achtsamkeit	45
PET kurz	45
PET lang	120
MSRT 3 Varianten	45
Morgenprogramm mit Meditation	45
Nachmittags-/Abendprogramm	60

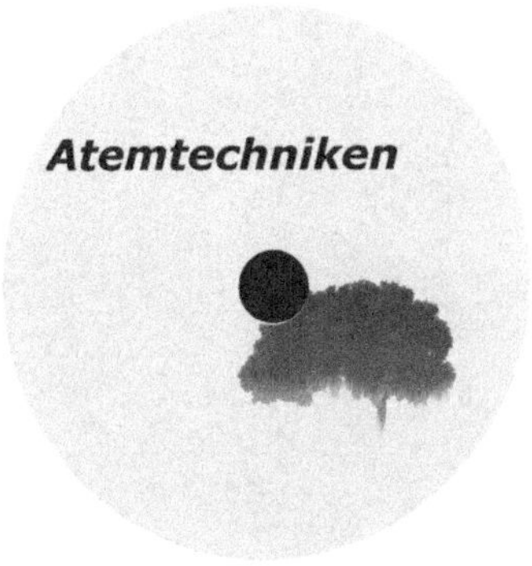

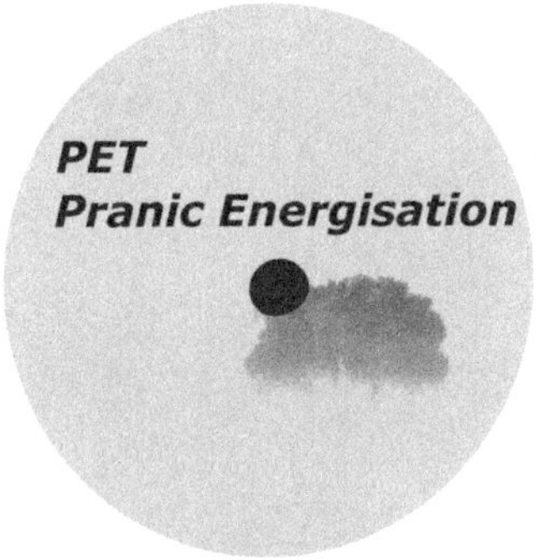